图解ABA

（应用行为分析）

ABA Visualized :
A visual guidebook for parents and teachers

主编　[美]摩根·范·迪彭（Morgan van Diepen）
　　　[美]布德维恩·范·迪彭（Boudewijn van Diepen）
主译　彭旦媛　程　霞　贾　萌
主审　贾美香

U0352273

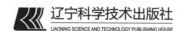
辽宁科学技术出版社
LIAONING SCIENCE AND TECHNOLOGY PUBLISHING HOUSE

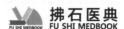
拂石医典
FU SHI MEDBOOK

图书在版编目（CIP）数据

图解ABA：应用行为分析 /（美）摩根·范·迪彭,（美）布德维恩·范·迪彭主编；彭旦媛,程霞,贾萌主译.
-- 沈阳：辽宁科学技术出版社, 2022.6
ISBN 978-7-5591-2473-9

Ⅰ.①图… Ⅱ.①摩… ②布… ③彭… ④程… ⑤贾… Ⅲ.①小儿疾病－孤独症－行为分析－图解
Ⅳ.①R749.94-64

中国版本图书馆CIP数据核字(2022)第063302号

著作权号：06-2022-29　　　　　　　　　　　　　　**版权所有　侵权必究**

出版发行：辽宁科学技术出版社
　　　　　北京拂石医典图书有限公司
地　　址：北京海淀区车公庄西路华通大厦B座15层
联系电话：010-57252361/024-23284376
E－mail：fushimedbook@163.com
印　刷　者：北京天恒嘉业印刷有限公司
经　销　者：各地新华书店

幅面尺寸：185mm×260mm
字　　数：243千字　　　　　　　　　　　印　张：9.5
出版时间：2022年6月第1版　　　　　　　印刷时间：2022年6月第1次印刷

责任编辑：李俊卿　　　　　　　　　　　责任校对：梁晓洁
封面设计：咏　潇　　　　　　　　　　　封面制作：咏　潇
版式设计：咏　潇　　　　　　　　　　　责任印制：丁　艾

如有质量问题，请速与印务部联系　联系电话：010-57262361

定　　价：79.00元

翻译委员会

主审　贾美香

主译　彭旦媛　程 霞　贾 萌

译者　杨凤美　马 丽　戴梦颖

　　　　叶 华　王士琼　杨逸凡

　　　　殷玉芳　王宏声　丑易倩

致 谢

　　我们首先要感谢优秀的才华横溢的插画师——Saliha女士，她的插画帮助我们让这些行为干预策略变得通俗易懂。在她的帮助下，我们能够通过绘画来展示策略中要注意的细节和情感，这样读者就可以快速地掌握这些策略并与每幅图片中表达的内容联系起来。我们也要感谢Anesa女士，她从行为分析师和家长的视角提供了她独到的见解。她的参与使我们的书更适合各种不同背景的读者阅读。在此，我们还要感谢Wynne和Igor对本书的每个组成部分的详细审阅，使我们对本书充满了信心。我们也要感谢许多志愿者参与了本书的策略实践测试，并提供了有意义的反馈。最后，我们要感谢朋友和家人对我们的支持，正是由于他们始终如一的支持和鼓励才使本书得以出版。

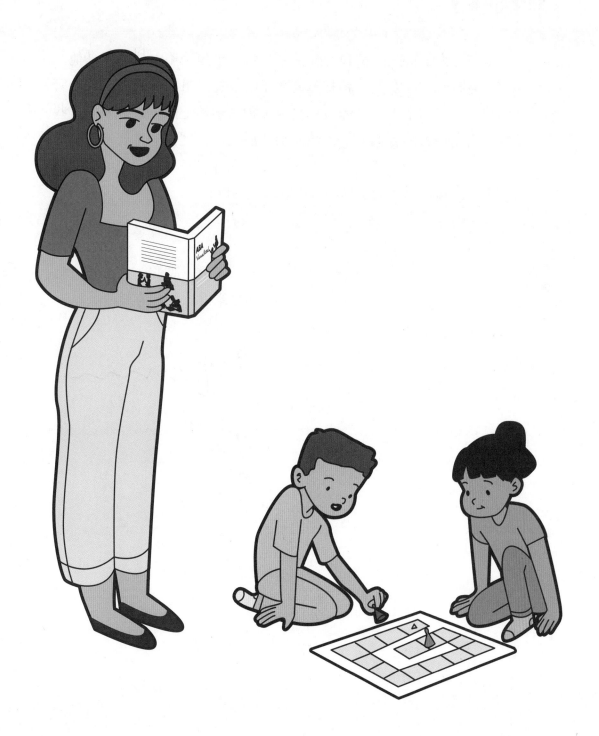

前　言

　　本书是为了帮助家长和老师学习有效的干预策略，从而提高他们照护或教授孤独症及其他精神障碍孩子的技能。虽然有很多的行为管理策略可用，但本书的具体目标是以一种易学易记的方式来教授这些策略。书中绝大部分策略是以绘画形式展现的，这样非常容易理解，而且也便于您使用。我们希望本书能使您在练习每一种新技能时变得更加自信，这样也有助于您的孩子或学生的成长。

　　谢谢你。

摩根·范·迪彭
布德维恩·范·迪彭

关于作者

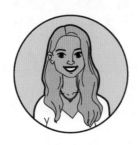

摩根·范·迪彭

　　摩根是一名经协会认证的行为分析师 (BCBA)，她在 ABA 领域有超过十年的工作经验。她刚开始是一名家庭和学校的一对一治疗师，她非常热爱这项工作，因为她可以为他人的生活带来积极的影响。随着她教学经验的不断积累，摩根开始培训家长和老师如何使用 ABA 策略来更好地提升他们的教学水平，从而提高学生的生活质量。在 2019 年 5 月的国际公认的 ABAI 会议上，她发表了关于使用视觉支持家长学习（特别是在非英语母语的家庭）的研究。摩根致力于倡导为家庭和教师提供易于理解的行为分析服务。

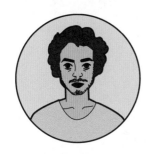

布德维恩·范·迪彭

　　布德维恩是一位获得过很多奖项的图像设计师，他从概念和原创的角度绘制每一个项目的插图。他善于将复杂的信息有效地绘制成易于理解的、具有美感的视觉形象。在 7 年多的时间里，他为政府机构和新成立的非营利组织绘制了不少让人记忆犹新的视觉形象。布德维恩希望通过他的绘画创作使这个世界变得更触手可及。

我们的使命

作为一名应用行为分析 (ABA) 的提供者，这些年来我与无数的家庭和教师合作过。我听过一个"没有语言的"孩子说出第一个词，帮助一个成年人建立了他的第一份友谊，也看到一些人达到甚至超越了他们被告知永远无法达到的技能目标。每一份努力所取得的进步不仅会对学生和他们的家庭产生影响，也会让我体会到自己工作的价值所在。帮助别人变得更加独立，能够更恰当地表达自己是件非常有意义的事。《图解ABA》一书的使命是使每个人都能获得有效的 ABA 策略。我们希望那些教授学生基本技能的家长和老师能够熟练掌握并应用 ABA 策略，因为这些策略有助于提高孩子们的独立性。我们的目标是用易于理解和使用的方式教授有效的干预策略。

研究表明，父母如果能参与教授孩子各种技能发展与孩子的技能发展结果改善之间存在着直接的联系。 通过我自己的经历，我认同这种说法。虽然孤独症及其他精神障碍孩子可以通过 ABA 治疗课程获得很大的进步，但那些有父母积极参与教学的孩子会取得更大的进步，而且能随着时间的推移一直保持有这些技能。由于家长和教师培训是保证孤独症及其他精神障碍孩子进步的一个关键组成部分，所以我一直致力于寻找最有效的材料和教学方法，并让家长和教师参与其中。我发现目前关于 ABA 的内容几乎都是用行为术语或口头解释和演示策略的教学方法编写的文字资源，这些教学方法实施起来会遇到如下困难：家长和老师通常没有时间阅读关于如何使用策略的冗长解释，或者可能没有机会找到行为分析专家来向他们示范并解释每种干预策略。当为来自不同背景的英语并非母语的家庭进行教学时，这些困难挑战变得更加明显。这些家长理解关于如何执行策略的冗长文本甚至口头说明很费力，在某些情况下，会导致策略常常被错误地理解。正是因为我有过以上这些经历，所以我的丈夫及本书的合著者提出了一种新的教学方式：通过绘画的方式来教授 ABA 策略。

我们希望您通过阅读《图解 ABA》一书，能够更容易地理解和使用 ABA 策略，这样可以更有效地帮助你生活中需要帮助的人。

目 录

● **第八篇 常用的器材
和资源**

第一篇

概 述

ABA
孤独症和其他精神障碍
本书概述
策略概述

ABA

什么是 ABA？

应用行为分析（英文简称 ABA），是一种旨在改善具有重要社会意义的个体生活行为的治疗方法。行为分析学可以帮助我们理解行为是如何发生的，行为是如何受到环境影响的，以及学习会对行为有哪些影响。这些发现随后被应用到现实生活中，用于教授提高个人生活质量的技能。ABA 的目标是减少有害或影响学习的行为，同时增加对个体有帮助和有意义的行为。

为什么说 ABA 有效？

ABA 本身就是基于循证依据而建立的方法，说明 ABA 策略是有严格的循证依据的、实用的、高质量和有效的干预方法。这些策略可以应用于日常生活，包括家庭、学校和社区环境。事实证明，不论是对两个月大的婴儿，还是一直到成年的患者，ABA 都很有效。

基于 ABA 原理的干预方法可以教授孩子多种技能，包括：社交技能、语言和沟通、遵从指令、眼神交流、预备技能、自我照顾和适应技能、关注、运动技能和自我调节。

ABA 适用于哪些人群？

虽然通常将 ABA 与孤独症谱系障碍患者联系在一起，但它的概念可以适用于任何学习者。事实上，ABA 策略已经被用于方方面面，比如有效改善健康的饮食习惯，增加运动锻炼的依从性，学习一种新的语言，提高动作的准确性，训练动物，提高工作效率等。

ABA 治疗可用于有确定诊断的个体（例如，孤独症谱系障碍、注意缺陷多动障碍、强迫症、智力障碍、唐氏综合征等），同时这些治疗干预策略对一般的正在成长发育中的孩子也有帮助。此外，服务提供者、教师、家长和其他照顾者也应该学习如何应用 ABA 策略，因为这些干预策略能够根据个人的需求进行调整，所以 ABA 适用于所有人。

孤独症和其他精神障碍

简介

虽然应用行为分析（ABA）可以适用于各种领域和情境，但目前为止，这种干预策略最主要还是用于孤独症患者。将 ABA 和孤独症联系起来的一个主要原因是基于国家专业发展中心（NPDC，2014）完成的一项深入研究，该研究证实了 27 种特定的 ABA 干预措施对孤独症患者有效。美国国家标准项目（NSP，2015）的一项后续研究也得出了一致的意见。基于这些综合研究和许多专业研究，促使疾病控制和预防中心（CDC）将行为疗法列为一种有效的用于治疗一系列疾病的干预方法，包括但不限于：注意缺陷多动障碍（ADHD）、对立违抗性障碍（ODD）、强迫症（OCD）、抑郁、焦虑、创伤后应激障碍（PTSD）和孤独症谱系障碍（ASD）。在后面的介绍中，我们选择了四种最常与 ABA 策略相关的疾病来进行更深入的研究。

如果诊断一个人患有某种障碍，必然是基于他明显存在一系列问题，这些问题会对他的生活造成明显的困难、痛苦和 / 或损害。但是 ABA 策略不只是对有某种特定障碍的患儿有效，它对没有特定障碍的个体也有不少益处，因为这种策略不是以治疗障碍为目标，而是以做出有意义的行为改变为目的的一种手段。

孤独症

孤独症谱系障碍（ASD）是指一种广泛性发育障碍，包括在社交技能、语言和沟通以及重复行为或兴趣狭隘方面存在问题。孩子可能会表现出广泛的发育障碍和异常，因此孤独症是一种谱系障碍。孤独症患者中常见的一些行为包括：语言学习迟缓、缺乏眼神交流、执行功能障碍（如推理、计划、解决问题），兴趣狭隘且执拗，运动技能差，感觉敏感，有问题行为（例如，发脾气、攻击性、自伤、逃跑）。在游戏过程中，孤独症儿童可能经常只关注自己的狭隘兴趣或重复的行为，因而与同伴互动的机会，以及获得的游戏和社交技能都很有限。ASD 患者通常有特定的技能或只喜欢谈论或参与他们感兴趣的事。在某些情况下，这种兴趣可以被改进和利用，从而获得有效的社交关系和职业技能。

由于近年来人们对孤独症的认识更加深入及早期诊断方法的改进，使孤独症的真实患病率得以呈现（目前为 1/59）。孤独症的早期诊断和早期干预使患儿能够及早得到个性化的干预和支持治疗，现已证明这些个性化的干预和支持治疗可显著改善孤独症患儿的生活状态。

孤独症的病因

关于 ASD 的确切发病原因，目前尚未证实，最近的研究表明遗传是一个重要的促成因素。美国孤独症协会的一份报告得出结论说，孤独症的发病率与种族、民族或社会界限，家庭收入、生活方式和教育水平均无任何相关性。2014年，桑德林及其研究团队发表了一项全面而有影响力的研究，以评估孤独症家族的风险。他们的研究结果也为孤独症患者的遗传性和遗传影响提供了强有力的证据。结果表明，如果有兄弟姐妹患有孤独症，那么这个人的发病风险是没有兄弟姐妹患病的人的 10 倍。一个人如果他的堂兄被诊断为孤独症，那么他被诊断为孤独症的概率是其他人的两倍。根据桑德林及其团队的研究，估计孤独症的遗传概率为 50%。总之，目前已被接受的关于孤独症与遗传的关系是，基因在孤独症的发病中发挥了重要作用，但它可能不是一个起绝对作用的因素。

孤独症的早期症状

语言发育迟缓或缺乏

不会转动眼睛注视声源方向

当父母进入房间时，不会将目光转向父母

固定在物体的一部分上

几乎没有眼神接触

重复的语言或身体动作（例如：甩手、摇晃身体，旋转物体，重复发声）

对同伴缺乏兴趣

缺乏假想游戏技能

通过正在进行的基因研究也许有望能找到明确的生物学原因，从而可预防孤独症的发生，影响预防和治疗策略。

唐氏综合征

唐氏综合征（DS）也被称为21-三体综合征，是一种先天就多了一条染色体（21号染色体）的病症。目前，唐氏综合征无法预防，但可以在怀孕期间通过染色体核型检测出来。

虽然患有唐氏综合征的人可能看起来很相似，但是每个人的能力水平却差别很大。唐氏综合征大部分有发育迟缓；因此，培养他们与基本生活技能相适应的能力是很重要的。患有唐氏综合征的儿童可能需要自我照顾方面的帮助，包括洗澡、穿衣和梳洗。

美国疾病控制与预防中心表示，目前美国唐氏综合征的发病率为每700个新生儿中就有一个唐氏综合征，唐氏综合征已成为最常见的染色体疾病。

与唐氏综合征相关的身体特征和症状因人而异，但也有一些特征是共同的。

唐氏综合征的早期症状

与典型同龄人相比，肌肉张力低，生长速度较慢

面部轮廓扁平，眼睛向上倾斜，耳朵小，舌头伸出口外

发生其他先天疾病（包括先天性心脏缺陷、肺动脉高压、听力和视力障碍）的风险增加

轻度至中度智力障碍

ADHD

注意缺陷多动障碍（ADHD）是儿童最常见的神经发育障碍之一，在 4～17 岁儿童中的发生率为 11%。一般来说，大多数孩子在学龄早期由于注意力不集中、冲动行为或过度活跃，而被诊断为 ADHD。对于 ADHD 患者来说，这些问题会持续存在，并且会干扰他们的学业和社会生活。ADHD 的主要行为特点是注意力不集中和多动 / 冲动。有些 ADHD 患者可能只存在其中的一种问题行为，而有些 ADHD 患者可能存在上述多种问题行为。

虽然 ADHD 的具体病因尚不清楚，但目前的研究表明，基因在其发病中起着重要的作用。另外，研究并不支持 ADHD 可能是由高糖饮食、看电视太多、父母教养或包括家庭状态和贫困在内的环境因素引起的观点。

ADHD 的症状会随着年龄的增长而有所改变；因此，教授 ADHD 孩子特定的技能可以减少这些孩子长大后可能面临的问题行为。例如，可以教授 ADHD 孩子具体的组织、时间和行为管理干预策略，或可减少频繁坐立不安的问题行为。

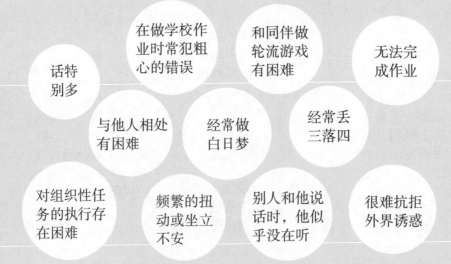

多动症的常见症状

话特别多

在做学校作业时常犯粗心的错误

和同伴做轮流游戏有困难

无法完成作业

与他人相处有困难

经常做白日梦

经常丢三落四

对组织性任务的执行存在困难

频繁的扭动或坐立不安

别人和他说话时，他似乎没在听

很难抗拒外界诱惑

强迫症

强迫症（OCD）是一种与焦虑相关的障碍，患病个体有反复出现的、不想要的想法或感觉（强迫观念），让他们觉得自己被驱使着去重复做一些事情（强迫行为）。在强迫症患者中，强迫性行为会占用大量时间（每天超过一个小时），并且通常会干扰其他的日常活动。强迫症孩子们常会反馈说，他们做这些行为是为了防止不好的事情发生，或者这样做可以"让他们感觉好一些"。

强迫症发病率约为1/100，与种族和社会经济背景、性别及年龄均无相关性。强迫症患者可能还会存在焦虑、抑郁，或更多的破坏性行为。强迫症的发病原因尚不清楚；目前的研究支持基因和遗传因素在强迫症发病中起作用。

强迫观念的共同特征　　　　强迫行为的共同特征

需要让所有事情保持有序和对称

有伤害自己或他人的极端想法

对不干净的恐惧感

存在明知没有必要但又无法摆脱的想法，包括攻击或性冲动

严格的做事"程序化"的行为

强迫检查

强迫性计数

强迫性洗涤和清洁

强迫秩序

强迫性询问

本书概述

在接下来的章节中，您将学习如何使用 ABA 干预策略来提高孩子的社会技能，以及减少问题行为。这些干预策略包括以下方面：

- **基于前因的干预策略**：可用来防止问题行为发生和增加遵从性的策略
- **基于后果的干预策略**：可用于管理问题行为和增加适当行为的策略
- **教授新技能**：可以用来教授各种特定技能的策略
- **多种策略综合使用**：逐步说明如何管理特定的、常见的、更具挑战性的问题
- **工具包**：可以与干预策略一起使用的空白模板和工具

本书适合哪些人群使用

虽然 ABA 干预策略通常是由 ABA 提供者，如 BCBA 和行为治疗师来实施的，但患儿的父母、照顾者和教师也可以学习和使用这些干预策略。事实上，我们鼓励所有照护者在照护孤独症孩子和其他精神障碍孩子的过程中使用这些策略。在每一种干预策略里，你都会看到主要角色被称为"老师"和"学生"，"老师"的角色就是要教授技能的那个人，"学生"代表要学习技能的所有年龄段的个体。

干预策略适合在哪些情境下使用

有些干预策略更适合在家庭环境中使用，而有些则主要适用于学校环境；然而，绝大多数策略可以在家庭、学校和社区环境中使用。我们鼓励您在任何需要支持的地方使用这些干预策略。如果这些干预策略都能在所有适合的场景中一致地使用，你将能成功地干预孤独症孩子的问题行为。

如何使用这本书

这是一本可以用来帮助你和你的家人的指南！你应该从头到尾读一遍，然后把注意力集中在与你最相关的策略上。或者，你也可以选择使用策略流程图（第 11 页）来确定可以解决当前面临的问题或优先级的策略。不管怎样，一旦你准备好尝试一种策略，我们建议你先进行角色扮演或实践。

你可以一步一步学习这本图解指南，直到你有信心能够自己完成这些步骤，然后开始角色扮演。每种干预策略都可以在各种情况下使用，因此，当你想要尝试更改策略时，参考前面的步骤可能会有帮助。

除了个别的策略外，还有管理一般性挑战问题的行为干预计划步骤（第95页）。在这种情况下，你可以一起使用几种干预策略来处理更困难的情况。

最后，在书的后面有一个"工具"包，其中的模板可以让你裁剪或复制，用来辅助你实施所学的一些策略。

使用这些策略后预计接下来会发生什么

以下章节中所述的策略都经证实是有效的；然而，每个人使用ABA策略获得成功的概率是不同的。由于问题行为是由一种经验模式发展而来的，所以要记住，行为的改变往往不会立即发生。想利用这些策略来产生有影响的行为改变并要见到结果，最好的方法是策略的使用要保持一致。例如，如果你正在使用基于前因的策略来提高对挑战性要求的服从（例如，做好准备；先…后…），那么每次你提出要求时都要使用这个策略。此外，让其他家庭成员和老师在提出要求时也要使用相同的策略。这种一致性将最有效地改变学生的行为。简而言之，要坚持不懈，要有耐心！

关于如何减少问题行为，你将学习到一种非常有效的策略，称为"消退"。简单地介绍一下，"消退"就是当你第一次知道了为什么一个学生会做出问题行为，然后你就不再提供任何维持这种行为的结果。当使用此策略时，你应该预料到可能会发生"消退"爆发。简单地说，"消退"爆发意味着"它在好转之前可能会变得更糟。"如果"消退"爆发正在发生，问题行为变得越来越糟（出现次数增加或强度增加），这意味着你的策略是正确的，你必须继续保持一致。这时学生正在慢慢意识到过去有用的东西（例如，过去大喊大叫会引起父母的关注）已经不再有效了，因为你使用了"消退"策略。一些学生可能会尝试其他的方法来获得他们想要的东西（例如，大声喊叫，哭泣等等），从而造成了"消退"爆发。减少这种爆发的一个有效方法是使用"消退"的同时教授更好的行为，以教会学生用适当的方式来得到自己想要的。 教授更好的行为策略与"消退"策略一起，可以获得最佳结果。

策略概述

为了指导你选择最适合自己面临的具体情况的策略，我们创建了一个所有特色策略的流程图。在图表的左侧找到你的个人目标，然后沿着这些线来确定哪些策略可以有效地达到这个目标。值得注意的是，使用多种策略可能会更加有效，我们鼓励你尝试所有的策略，看看哪种组合会为你带来积极的结果。记住，一致性是关键，所以当你选择一种策略时，坚持每天使用它！

策略流程图

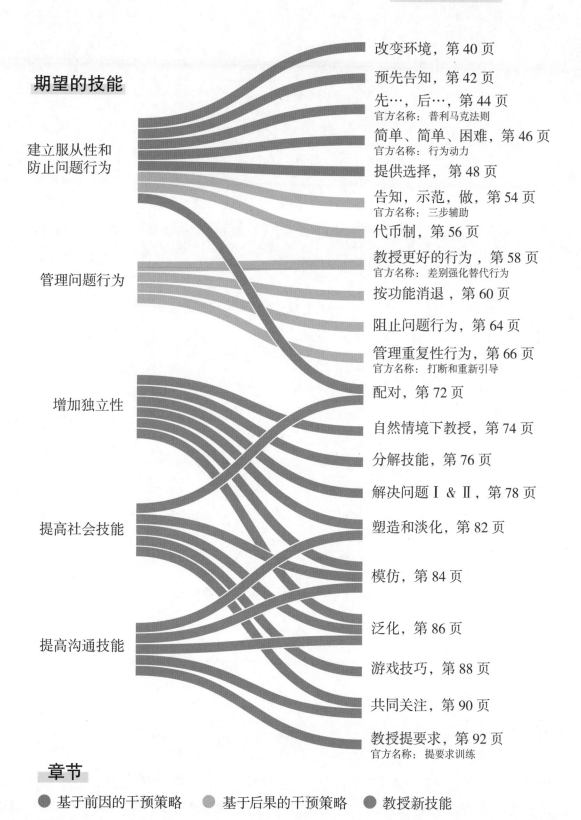

期望的技能

建立服从性和
防止问题行为

管理问题行为

增加独立性

提高社会技能

提高沟通技能

改变环境，第 40 页

预先告知，第 42 页

先…，后…，第 44 页
官方名称：普利马克法则

简单、简单、困难，第 46 页
官方名称：行为动力

提供选择，第 48 页

告知，示范，做，第 54 页
官方名称：三步辅助

代币制，第 56 页

教授更好的行为，第 58 页
官方名称：差别强化替代行为

按功能消退，第 60 页

阻止问题行为，第 64 页

管理重复性行为，第 66 页
官方名称：打断和重新引导

配对，第 72 页

自然情境下教授，第 74 页

分解技能，第 76 页

解决问题 I & II，第 78 页

塑造和淡化，第 82 页

模仿，第 84 页

泛化，第 86 页

游戏技巧，第 88 页

共同关注，第 90 页

教授提要求，第 92 页
官方名称：提要求训练

章节

● 基于前因的干预策略　　● 基于后果的干预策略　　● 教授新技能

第二篇

ABA 基础

简介
行为的功能
强化 / 惩罚

简 介

　　ABA 是建立在几个核心原则基础上的，这些原则至今仍是该领域的核心。这些核心原则指导具体决策，决定应该使用哪些策略，如何更好地使用它们，以及如何确定它们是否有效。

关注可观察到的行为

　　ABA 关注的是行为的可观察方面，这意味着我们可以看到正在发生的事情。我们关注在行为发生之前和之后发生了什么，从而为我们提供行为为什么会发生的线索。人们相信，通过评估行为周围的环境因素，我们可以开始理解为什么这种行为会发生；这样我们就可以开始改变它了。在 ABA 中，我们可以在环境中找到原因来解释一个个体为什么会发生某种行为，而不是通过他们的情感、情绪，甚至他们的疾病诊断来解释这种行为。

使用客观的术语

　　实践 ABA 的一个重要组成部分是要保持客观性。从我们第一次描述我们想要改变的行为或我们想要教的技能时，我们就要保持客观。"发脾气"这个词很可能会在不同的人的脑海中产生不同的形象。你能想象一个人哭、尖叫、躺在地上、逃跑、说"不"或者任何其他行为吗？这些都是我们在描述"减少发脾气"的目标时需要使用的可观察到的具体行为。你应该学习如何用客观术

描述行为的方式

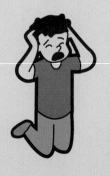

✔	✘
哭泣	不高兴
跪在地板上	生气
抓自己的头发	心情糟糕
大喊大叫	情绪失控

语描述行为，这样你就可以准确地跟踪该行为的进展。一旦你清楚地描述了你想要改变的行为，你应该再学习如何收集数据，这样你就可以确定你正在使用的干预策略是否有帮助。如果收集数据和评估结果的过程都是客观的，那么就可以使得 ABA 非常有效。如果数据显示并没有朝着我们想要的目标取得进展，我们可以很快认识到这一点，并尽早改变方法策略。

个体化策略

ABA 最后一个独特的因素是，可以通过调整策略来满足每个个体的需求。在这本图解策略上，你可以找到操作步骤和可以使用该策略的情况示例。我们鼓励你在对你最有意义的情况下使用这些策略。例如，在教授要求物品的技能时（第 92 页），我们可能会期望孩子能用六个字提要求（"我想在外面玩"），或是两个字提要求（"外面"），或用手语表示"外面"，或者使用图片交换卡片将一张"外面"的图片交给老师。策略的步骤可能是一样的，但是，表达期望的方式可能会有所改变，以适应学习者的技能水平。

行为 ABC

行为 ABC 是确定行为为什么会发生的一种方法。在 ABA 中，"行为"一词指的是一个人所能做的任何可被观察到的行为。这不仅包括问题行为，也包括恰当的行为。

对于许多患有孤独症或其他相关障碍的人来说，可能会有照顾者想要减少的问题行为。减少行为的第一步是理解行为发生的原因。要做到这一点，你需要注意在行为之前（前因）和之后（结果）发生了什么。这两个线索将帮助你确定行为发生的原因（功能）。

A

前因（Antecedent）
在行为之前发生的事件

B

行为（Behavior）
可观察到的动作

C

结果（Consequence）
在行为发生后发生的事件

ABC 在家中的场景举例
- 前因：妈妈告诉孩子去拿她的鞋子
- 行为：孩子尖叫
- 结果：妈妈自己拿鞋

ABC 在学校中的场景举例
- 前因：老师问学生一个问题
- 行为：学生举起手
- 结果：老师叫学生回答问题

关于填写 ABC 图表的说明

1. 选择一个目标行为（例如，发脾气，大喊大叫，抗议 / 说"不"，攻击，甩手，等等）。

2. 每次这个行为发生时，都在（A）栏中记录之前发生了什么事情，在（B）栏中记录问题行为是什么，在（C）栏中记录之后发生了什么事情。可选择添加关于当时发生的更多信息的评论（例如，在商店里，在车里，在就寝时间，今天是否服药）。

3. 至少记录四次该行为发生的信息（如果行为经常发生，可以记录一天内发生的情况，如果行为不那么频繁，则可以记录几天内行为发生的情况）。

ABC图表

发脾气：大喊大叫、哭泣、躺在地上

前因（A） 在此问题行为之前发生了什么？	行为（B） 描述问题行为	结果（C） 在这个问题行为之后发生了什么？	功能
妈妈让儿子"关掉 iPad"	儿子大喊"不，不，不"，并哭了 2 分钟	妈妈收走了 iPad	
儿子问妈妈，"我能看动画片吗？"妈妈说："现在还不行。"	儿子倒在地上，喊着"我想要看动画！"并哭了 3 分钟	妈妈告诉儿子停止大喊大叫	
儿子和家人在一起看"小飞侠"	儿子大喊大叫"我要看米老鼠！"并躺在地上	妈妈把频道换成了米老鼠的台	
儿子要妈妈买巧克力麦片，妈妈说"不行"	儿子躺在地上，哭了 1 分钟	妈妈抱起儿子，把他放在购物车里	

具体实践过程

选择一个特定的行为。使用可观察的和客观的词语来描述该行为（"目标行为"）。请填写下表，看接下来四次行为发生的情况。

注意：有时，某个结果也是下一个行为的前因。

例如：（A）老师让学生写作业（B）学生大喊大叫（C）教师重复写作业指令 //（A）教师重复作业指令（B）学生撕纸（C）教师把纸粘好，重复写作业的指令。

ABC图表

目标行为：

前因（A） 在此问题行为之前发生了什么？	行为（B） 描述问题行为	结果（C） 在这个问题行为之后发生了什么？	功能

更多的实践

选择一个特定的问题行为。使用可观察的和客观的词语来描述该行为（"目标行为"）。填写下表看接下来四次问题行为发生的情况。

ABC图表

目标行为：

前因（A） 在此问题行为之前发生了什么？	行为（B） 描述问题行为	结果（C） 在这个问题行为之后发生了什么？	功能

行为的功能

行为的功能是指一个人从事某种行为的原因。理解"为什么"对于改变这种行为至关重要。如果一个人经常离开座位，在教室里走来走去，那么在我们决定如何管理这种行为之前，需要知道它为什么会发生。这种对行为为什么会发生的理解将有助于我们更好地进行行为的管理。在行为分析领域，人们认为行为的发生可能有四种功能或原因。

1. 得到关注（来自他人）

2. 获得物品（某物或活动）

3. 逃避要求

4. 自我感官刺激（感觉享受）

这意味着，对于任何正在发生的行为，它的发生要么是因为行为个体想要获得关注，获得一件物品／活动，想逃避要求，要么因为它可以让行为个体感觉良好。

在一个关于在教室里乱走的学生的例子中，我们需要确定：他是否得到了老师／同龄人的关注？他在教室里四处走动是为了获得一些他喜欢的物品吗？还是乱走可以推迟或能使他逃避完成一个指定的任务？还是说四处走动这种状态满足了这个学生对运动的感官需求？

我们可以通过查看 ABC 图表（第 16 页）来确定行为的功能。使用 ABC 模板（第 17 页）记录至少 5 次问题行为的发生，以及围绕该行为的 ABC 的具体情况。有了这些信息，我们就可以根据模板来找到发生问题行为的原因了。

在接下来的例子中，我们将介绍一个行为是如何出于四个不同的原因而发生的，以及如何确定这个行为的原因。所示的例子是一个学生通过击打自己的头部来进行自我伤害行为（SIB）。

以下提示该行为的功能是为了获得关注

- 这个学生之前得到了某个人的关注，但那个人在这个学生发生问题行为之前停止了对于这个学生的关注。

- 在出现问题行为后，那个人又立即给予这个学生关注。记住，训斥（如"不""不要那样做"）也是一种关注的形式。

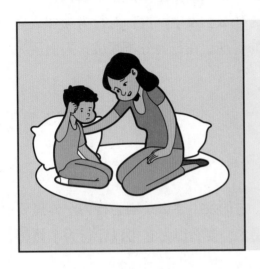

学生在表现出这种自伤行为后得到了关注。

图中表现的是，学生出现自伤行为后老师在安慰学生。记住，责备（"不要这样做""停止""不行"），也是给予关注的一种形式。

以下提示该行为的功能是为了获得某物

在问题行为出现之前，这个学生喜欢的物品或活动被拿走了。

- 这个学生被告知"不行"，"现在不行"或"等待"。

- 在出现问题行为后，有人马上给了这个学生一个喜欢的物品或活动。

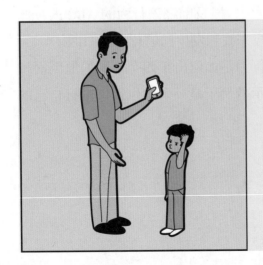

学生在被告知"不行"，"现在不行"或"等待"后出现的问题行为。

图中表现的是，学生在发生自伤行为之前，激发问题行为的事件是这个学生要求拿到手机，但他被告知"不行"。

以下提示该行为的功能是为了逃避要求

- 在问题行为发生之前这个学生被要求完成一项任务。
- 在出现问题行为之后，完成任务的要求立即被取消了。

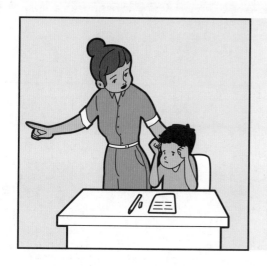

发生这种自我伤害行为之后，学生能够逃避一项不喜欢的任务。

图中表现的是，自伤行为发生之后，老师让学生去安静区域"冷静"，这样学生就可以逃避做这项任务。

以下提示该行为的功能是为了获得感官的享受

- 这种行为发生在这个学生独自一个人待着，没有任何任务的时候。
- 所有的孤独症及其精神障碍孩子都有可能会发生这种行为，在任何场景和活动中都有可能发生。

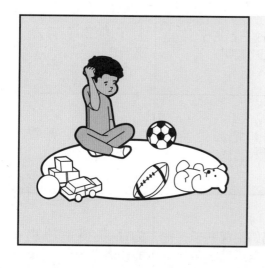

学生做出这种自伤行为是因为它让人"感觉很好"。

如果这种自伤行为的功能是使这个学生自己获得感官的享受，那么学生不需要老师来得到强化。

一旦你能够识别出该自伤行为的原因，你就可以继续学习减少这种问题行为的干预策略（第25页）。

关于填写该功能的说明

接下来，您将使用在 A、B 和 C 栏中收集的信息作为线索，以便更好地找出这四个功能中哪个是行为发生的原因。你可以圈出每一行中最重要的线索来帮助您做出判断。

ABC图表

目标行为：发脾气：大喊大叫、哭泣、躺在地上

前因（A） 在此问题行为之前发生了什么？	行为（B） 描述问题行为	结果（C） 在这个问题行为之后发生了什么？	功能
妈妈让儿子"关掉iPad"	儿子喊着"不，不，不"，并哭了2分钟	妈妈收走了 iPad	为了获得（iPad）
儿子问妈妈，"我能看动画片吗？"妈妈说："现在不行"	儿子倒在地上，喊着"我要看动画片！"并哭了3分钟	妈妈让儿子停止大喊大叫	为了获得（看动画片）
儿子和家人在一起看"小飞侠"	儿子大喊大叫"我要看米老鼠！"并躺在地上	妈妈把频道换成了米老鼠的台	为了获得（观看米老鼠）
儿子让妈妈买巧克力麦片，妈妈说"不行"	儿子躺在地上，并哭了1分钟	妈妈抱起儿子，把他放进购物车里	为了获得（巧克力麦片）

功能： 为了获得物品（某物或活动）

实践

请填写下面的图表，看看接下来发生的四次可观察到的目标行为。找出在行为发生之前或之后的线索。利用这些线索来确定每次行为发生时的功能（原因）。在图表的右下角功能一栏，填写最常见的功能（原因）。

ABC图表

目标行为：

前因（A） 在此问题行为之前发生了什么？	行为（B） 描述问题行为	结果（C） 在这个问题行为之后发生了什么？	功能

功能：

备选方案：ABC 检查表

填写 ABC 检查表的说明：每次看到问题行为发生时，在特定事件相关的方框中打勾。这可以帮助你确定是否有任何趋势会发生，或者观察该行为发生的原因。

ABC检查表

目标行为：

前因（A） 在此问题行为之前发生了什么？	行为（B） 描述问题行为	结果（C） 在这个问题行为之后发生了什么？	功能
□ 被告知"不行" □ 被要求做些什么 □ 关注他人 □ 切换场景 □ 没有任何任务或要求时突然发生	□ 哭闹 □ 打人 □ 尖叫 □ 扔东西 □ _____	□ 告知他"不能这样做" □ 告知他"不行" □ 给他/她想要的东西 □ 不予理睬 □ 口头训斥	□ 得到关注 □ 获得物品 □ 逃避要求 □ 感官享受
□ 被告知"不行" □ 被要求做些什么 □ 关注他人 □ 切换场景 □ 没有任何任务或要求时突然发生	□ 哭闹 □ 打人 □ 尖叫 □ 扔东西 □ _____	□ 告知他"不能这样做" □ 告知他"不行" □ 给他/她想要的东西 □ 不予理睬 □ 口头训斥	□ 得到关注 □ 获得物品 □ 逃避要求 □ 感官享受
□ 被告知"不行" □ 被要求做些什么 □ 关注他人 □ 切换场景 □ 没有任何任务或要求时突然发生	□ 哭闹 □ 打人 □ 尖叫 □ 扔东西 □ _____	□ 告知他"不能这样做" □ 告知他"不行" □ 给他/她想要的东西 □ 不予理睬 □ 口头训斥	□ 得到关注 □ 获得物品 □ 逃避要求 □ 感官享受

功能：

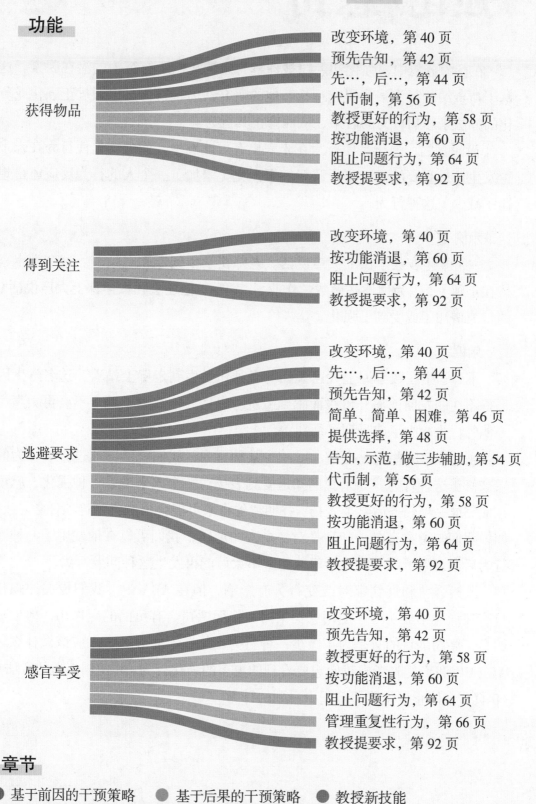

策略

功能

获得物品

改变环境，第40页
预先告知，第42页
先…，后…，第44页
代币制，第56页
教授更好的行为，第58页
按功能消退，第60页
阻止问题行为，第64页
教授提要求，第92页

得到关注

改变环境，第40页
按功能消退，第60页
阻止问题行为，第64页
教授提要求，第92页

逃避要求

改变环境，第40页
先…，后…，第44页
预先告知，第42页
简单、简单、困难，第46页
提供选择，第48页
告知，示范，做三步辅助，第54页
代币制，第56页
教授更好的行为，第58页
按功能消退，第60页
阻止问题行为，第64页
教授提要求，第92页

感官享受

改变环境，第40页
预先告知，第42页
教授更好的行为，第58页
按功能消退，第60页
阻止问题行为，第64页
管理重复性行为，第66页
教授提要求，第92页

章节

● 基于前因的干预策略 ● 基于后果的干预策略 ● 教授新技能

强化/惩罚

在行为分析中，强化和惩罚被理解为影响我们所有行为的潜在因素。这是基于斯金纳的行为强化研究理论，他的研究认为，行为可以通过正强化或负强化的办法来影响行为的后果，从而修正其行为。

简而言之，强化是使行为在未来更有可能发生，而惩罚是使行为在未来更少发生。最重要的是，要了解我们想强化（增加）一个人的行为反应还是想惩罚（减少）这种行为。

示例 1

一个学生在数学课上大声说话。老师罚学生到走廊上站着。这个学生喜欢待在走廊上，因为他不必做数学作业了。以后，他还会在数学课上大声说话（他的行为增加了或受到了强化）。

示例 2

一个学生在数学课上大声说话。老师罚学生到走廊上站着。这名学生因为不得不在朋友面前离开班级而感到尴尬。以后，他在数学课上不会再大声说话（他的行为减少了或受到了惩罚）。

通过理解哪些情况会增加或减少某种行为，我们就能够通过影响行为的后果来修正这种行为。如果我们知道受到表扬对一个人来说是一种强化，就可以在他完成一项任务后给予表扬，并期待他将来可能会再次尝试这项任务。或者，如果我们知道拿走电子产品是对一个人的惩罚，我们可以在他发生了一种问题行为后拿走电子产品，并希望他将来不太可能再发生这种问题行为。

虽然强化和惩罚都对改变行为有影响，但在 ABA 中，我们更关注强化，只有在强化不成功时才使用惩罚策略。使用惩罚会有负面的副作用，但最重要的是，惩罚的目的只是为了减少一种行为。惩罚不能教每个人应该做什么。在 ABA 中，我们优先考虑我们想要看到的更多的强化行为，并使用消退的方法（第60页）来停止强化我们希望少看到的行为。

强化的类型

为了更深入地了解强化的工作原理，我们必须首先了解强化的两种类型：正强化和负强化。

正强化

正强化仅仅意味着给予一个愉快的刺激，从而增强该行为出现的概率。

常见的正强化类型

- 给予表扬，赞美
- 击掌，挠痒痒，对那个人微笑
- 给钱
- 提供玩具 / 电子产品
- 提供喜欢的食物

例如：你在伴侣下班回家之前洗了碗。当你的伴侣看到干净的碗筷时，他会吻你并和你说"谢谢"。将来，如果你比你的伴侣先回家，你更有可能洗碗。（因为你的伴侣给了你一个亲吻和赞美，这属于正强化）。

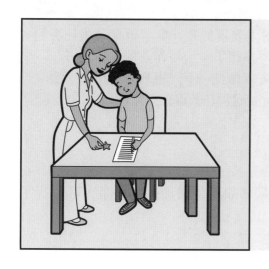

通过在某种行为之后给予一些愉快的刺激（例如表扬、贴纸、挠痒痒、想要的玩具 / 食物等），使这种行为在将来更有可能发生。

图中表现的是，老师在学生做了任务之后表扬他并给予贴纸。他以后更可能会做这项任务以获得表扬和贴纸。

负强化

负强化意味着移除一个令人厌恶的刺激，使得某个行为在将来更有可能发生。

负强化的常见类型

- 移除令人厌恶的噪音
- 消除疼痛
- 移除让人厌烦的情况
- 移除厌恶的任务

举个例子：你有头痛，所以你服用止痛药。服药后不久，头痛就消失了。将来，当你感到头痛时，你更有可能再次服用止痛药（药物免除了疼痛），所以这属于负强化。

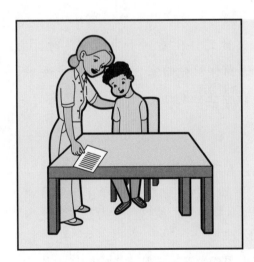

通过移除某些不喜欢的刺激（例如，工作任务、不喜欢的食物、疼痛、厌恶的情况等），使这种行为在未来更有可能发生。

图中表现的是，学生做完一项任务后老师移除了学生写作业的工作任务，让他可以休息一下。将来学生很可能会再次完成这项任务以获得休息。

由于正强化和负强化都是强化，无论是移除还是增加一个刺激，都是为了让行为在未来更有可能发生。

负强化和惩罚有什么区别？

之所以称为"强化"，是因为我们想让行为更有可能在未来发生。记住，"负的"是表示移除了一个令人厌恶的刺激，而不是通常认为的"负的 = 不好的"。因此，负强化意味着在行为之后，移除了一个令人厌恶的刺激，使该行为更有可能在未来发生。相反，惩罚意谓着不想让某种行为在将来发生。

关于使用强化的小贴士

强化塑造了我们的行为方式，因此，强化是所有 ABA 策略的核心。掌握以下几个因素可使强化更有效，可更快和 / 或更持续地改变学生的行为。

强化物应该是基于个人偏好的

观察学生的兴趣和动机，以确定使用什么强化物。为了做到这一点，可以列出学生可能喜欢的各种物品和活动。看看哪些物品能吸引他的注意力，以及他选择这些物品的顺序。你可以根据这些推断出，他首先选择的物品就是最有强化作用的，也就是说，他更有可能为得到这个物品而去完成任务。

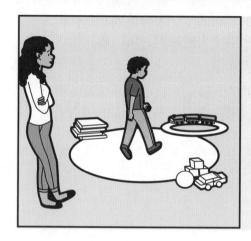

在房间里放一些学生喜欢的物品，观察哪些物品会自然而然地吸引学生的注意。这是一个快速而简单的方法，能确定哪件物品具有强化作用。

行为之后应该立即给予强化

为了让学生学习他做的什么事是正确的，强化应该立即跟随在该行为之后给予。如果你给予的是延迟的强化，你将不太可能看到行为增加。例如，如果一个学生希望给予的奖励（强化）是玩橡皮泥，但你 15 分钟后才满足他，他就不太可能把奖励与得到橡皮泥联系起来。

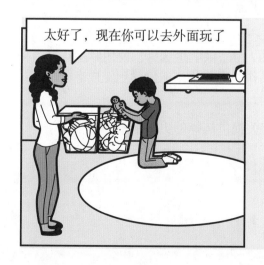

太好了，现在你可以去外面玩了

首先，推断出什么对学生最具有强化作用。是完成任务后休息、玩某个物品 / 活动，还是获得实物奖励？

当学生开始完成一项具有挑战性的任务时，立即给予表扬。当学生完成任务时，立即给学生对他来说最有价值的东西。

强化物的质量应与行为的难度相匹配

在决定给予多少强化时，请考虑该任务的难度。强化物的大小需要与学生的努力的程度相匹配。例如，如果你要为学生穿鞋提供很多帮助，这时你可以在最后给予一点口头表扬（例如，"绑得好"），但是，如果学生自己能系鞋带，你应该给予学生更多表扬，可能还应该增加奖励一个额外的强化物（例如，玩具、最喜欢的零食等）。总之，把大的强化物和奖励留到更困难的任务上。

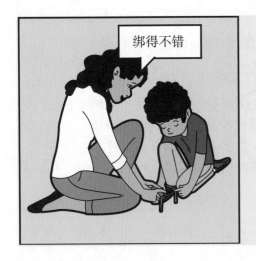

学生越努力，他应该得到的强化就越多。图中表现的是，老师需要在系鞋带方面给予学生很大的帮助，所以她只给予了学生一点表扬。

如果学生第一次自己做系鞋带的新步骤，老师则应该要表现出更多的兴奋（比如击掌、欢呼等等）。

提供强化物的选择

在给学生提出任务的要求之前，问问学生他们想要获得什么。对于大多数学生来说，展示两至三种可以获得的活动 / 物品是比较好的选择。记住，当学生完成任务时，要立即给予物品。

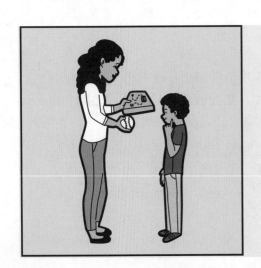

在提出任务要求之前，请提供 2～3 种活动 / 物品供学生选择。使用学生选择的物品作为强化物来激励学生完成老师的任务。

有关提供选择的更多信息，请参见第 48 页。

限制学生接触强化物

把学生喜欢的物品收起来，这样才能保持此物品作为强化物的有效性。如果学生们能一直接触到他们喜欢的玩具、活动和食物，他们就不会那么有动力去为得到这些物品而工作了。这可能包括把喜欢的物品收起来或限制使用电子产品的时间。交替使用学生喜欢的物品作为强化物，这样学生就能对各种物品和活动保持兴趣，并且有动力为得到它们而努力完成任务。

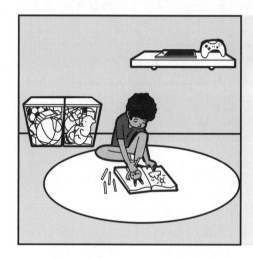

将学生喜欢的物品放在盒子里或放在他够不着的架子上。限制其接触这些物品，以提高此物品的有效性。

和整天都能随时得到这些玩具的学生相比，一个只能有限地接触到喜欢的玩具的学生，会更有动力去完成某项任务以得到他们想要的玩具。

当技能学会后，淡化强化

当学生在开始学习新技能时，你应该强化他每一次的尝试。随着学生开始提高并独立地完成更多的技能时，继续强化他们的进步。当学生完全学会自己独立完成的这项技能时，你可以开始减少给予的强化。例如，如果一个学生正在学习穿衬衫，你可能会在最初表扬他能接受你的帮助，然后鼓励他自己尝试，最后表扬他自己穿衬衫。在他自己独立穿衬衫几天后，你就不需要每次都表扬他了。

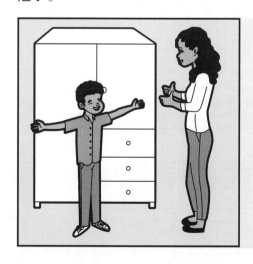

新技能：对每一次尝试和迈向独立的每一步都给予表扬和强化。一旦学生能够自己完成这项技能后，淡化你所给予的表扬和强化。你可以从大声的欢呼变成一边竖大拇指或击掌，一边说"干得好！"。对于独立完成技能可以随机给予表扬，完成技能后有时给予表扬，有时不给。

记 录

第三篇

基于前因的干预策略

简 介

　　基于前因的干预策略是用来防止挑战性行为发生的方法。它们应在发生挑战性行为之前使用，以帮助减少挑战性行为发生的机会。我们大多数人在日常生活中使用积极主动的策略来防止挫折、混乱和沉重的负担。我们积极创造保持有序和简化生活的方法（例如，待办事项清单，使用每日 / 每周计划，在工作日之后安排休息时间等）。孤独症和其他发育障碍患者可能需要他人的支持来学习如何处理令人沮丧的情况，以及如何更好地做好准备。

　　以下章节中的基于前因的干预策略在提高社交、沟通、行为、玩耍、学习准备、进阶学习、运动和适应技能方面是有效的。

干预目标

- 明确学生的期望
- 促进积极的行为
- 防止问题行为的发生
- 提升自我管理中的独立性

需要考虑的问题

- 学生对什么类型的指令反应最好？（例如，一步、两步、视觉提示等）
- 学生在口头提醒还是视觉提示下做得更好？
- 使用预先告知（做好准备）后学生会做得更好吗？
- 当给予两个选项（提供选择）时，学生可以做出选择吗？
- 这个学生喜欢社会性表扬和关注吗？
- 学生已经会做什么合适的行为，可以得到更多关注 / 奖励呢？
- 是否可以通过改变环境来减少问题行为？（改变环境）
- 我能通过利用学生的兴趣来增加他的动机吗？（先…，后…）
- 在发出指令时，下面的问题我都可以回答清楚吗？
  - ☐ 我该怎么做？
  - ☐ 我要做多少？
  - ☐ 什么时候完成？
  - ☐ 我接下来要做什么？

对于你想要防止发生的每个问题行为，先确定该行为的功能（第 19 页）。想一想，这种行为的常见诱因是什么？有些诱因可能无法预防，但其影响可以减轻。使用按功能列出的基于前因的干预策略来减少问题行为发生的可能性。

如何使用

- 确定行为的功能
- 确定要尝试哪种策略（基于功能来选择策略）
- 知道在什么情况下应用什么策略
- 在应用这些策略时保持一致性
- 尽可能多地奖励学生

按功能划分的基于前因的干预策略

一旦你确定了目标行为的功能，请从下面列出的策略中选择一种策略进行实践。你也可以同时选择多个策略综合使用，但要确保在使用时保持一致性。重要的是，一次使用可能会阻止也可能不能阻止问题行为的发生，但通过多次一致性使用，你更有可能看到学生行为的变化。

功能为获得关注的干预策略

- 在教室里，把学生的座位移到离老师更近的地方，或者背对其他学生（改变环境，第 40 页）

功能为获得关注的其他应对策略

- 教学生使用适当的方法来获得关注或开始与他人的互动
- 当学生没有问题行为时，要更频繁地给予关注（"抓住他们做的好的时刻"）

功能为逃避要求的干预策略

- 提供与任务相关的选择（第 48 页）
- 提供任务要求的视觉支持（例如，"先…，后…"策略，"视觉时间表"工具，第 131，126 页）
- 从简单的任务开始，逐步增加挑战性的任务（"简单、简单、困难"策略，第 46 页）
- 告知接下来的任务和期望（"预先告知"策略，第 42 页）

功能为逃避要求的其他应对策略

- 给出清晰而简单的指令

- 当学生没有从事问题行为（"抓住他们做的好的时刻"）时，给予更多的休息时间
- 调整任务的难度或时间长度
- 使用视觉时间表和计时器
- 教学生用适当的方法要求休息或要求给一项任务更多的完成时间

功能为获得某物的干预策略

- 告知学生即将从喜欢的项目 / 活动中转换到其他任务（"预先告知"策略，第 42 页）
- 使用视觉提示来提醒学生何时可以获得喜欢的项目/活动（例如，"先…，后…"策略，"视觉时间表"，第 131，126 页）

功能为获得某物的其他应对策略

当学生没有出现问题行为（"抓住他们做的好的时刻"）时，允许他更频繁地得到喜欢的物品。

- 使用视觉时间表和计时器
- 教学生用适当的方法来要求物品、活动和互动伙伴

功能为感官享受的干预策略

- 教一种他们可以做的替代行为，以满足同样的感官需求，同时让学生能更容易地做替代行为（例如，在椅子腿上绑上运动弹力带，让学生踢或弹跳，而不是让他在教室里走来走去）（改变环境，第 40 页）

功能为感官享受的其他应对策略

- 教学生如何独立地找到和使用合适的感官物品或活动

改变环境

改变环境，以使学生获得成功

目标

提前计划，防止问题行为发生。

如何做

识别可能引发问题行为的因素。考虑一下如何限制这些因素。改变环境以减少诱发因素，使学生更有可能成功。

情境

考虑学生通常有问题行为的情境，然后通过改变环境，以使学生获得成功。

示例

- 改变学生的座位——尽量减少分散注意力
- 在开始家庭作业之前清理书桌，防止扔东西的行为出现
- 坐在学生和同伴之间，以防止/阻止攻击行为出现

技巧

你也可以改变环境来促进积极的行为发生。尝试：

- 放置感官物品（请参见推荐器材，第 136 页）在学生可以方便使用的地方，以方便学生在感觉有压力时通过感官器材适当解压
- 在学生附近放置句带卡（见工具包，第 130 页），当学生正在做一项艰巨的任务时，以此提醒他如何寻求帮助

在学校

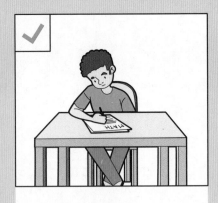

改变环境

通过给学生提供一个清洁的学习书桌，让学生更有可能专注于任务。

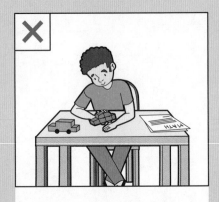

没有改变的环境

当书桌上有任何不必要的物品时，学生更有可能分心。

在社区中

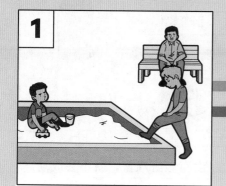

识别诱发因素

　　识别可能诱发问题行为的事件或情景。对这个学生来说，一个同伴接近他的玩具很可能会导致他出现攻击行为。

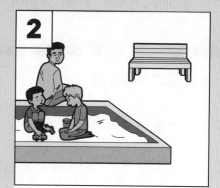

改变环境

　　通过有意地改变环境，老师能够主动地计划和防止问题行为的出现。

　　图中表现的是，老师坐在学生的旁边，可以鼓励学生与同伴进行适当的游戏。

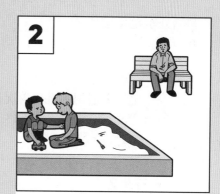

没有改变的环境

　　如果没有进行任何改变，那么问题行为仍然可能会发生。图中表现的是，老师坐得有点远，当有同伴靠近学生时，学生可能会出现攻击性行为。

预先告知

提前让学生准备好，以增加他们成功的机会

目标

对于即将要做的事情，提前做好准备，以增加学生成功的机会。

如何做

在学生可能遇到困难的情况之前，老师要告诉学生即将发生的事情。

这可以通过使用时间倒计时（"离睡觉还有5分钟"）来实现，或在出现新情况之前给予口头提醒（"明天要参加生日派对，记住，我们要坐下来看凯特打开她的礼物"）。做好准备这一策略可以在课堂上使用，在要求学生完成新任务之前，向他们展示材料并示范该做什么。

情境

在学生经常遇到困难的情况出现之前，使用"预先告知"这一策略。

- 转换活动 / 场地
- 时间表发生变化
- 新情况
- 开始一项任务

技巧

尝试使用一个视觉时间表（参见"工具包"第126页），让学生为那天将要发生的事情做好准备。

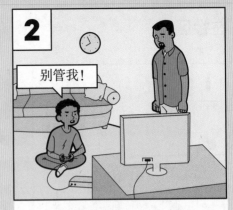

没有做好准备，就不会成功

立即呈现困难的事情（例如，要求学生关闭电子设备），学生不太可能会听从指令。

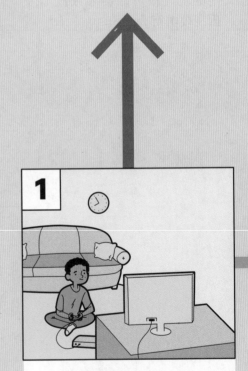

告知即将到来的活动

老师意识到即将到来的活动对学生来说可能会很困难。

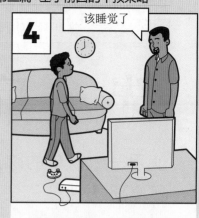

提前预告后，更容易成功

　　提前预告后，学生更有可能在有压力的事件中取得成功，因为他已为即将到来的事情做好了准备。

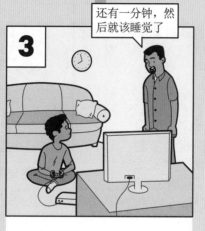

提前预告（就在…之前）

　　在可能有困难的事情发生之前，提醒学生事情即将到来。

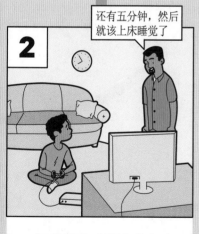

提前预告（预先告知）

　　提前告知学生：可以给学生五分钟的过渡准备时间，或者在出现一个新情况的前一天告知学生。

官方名称：普利马克原则

先…，后…

使用一个简单的陈述来提高服从性

目标

增加学生完成任务的动机和服从性。

如何做

找到一个可能会激励学生的奖励（例如，玩电子产品、喜欢的零食、挠痒痒）。使用简单的陈述"先（目标任务），后（奖励）"只有在学生完成目标任务后才给予奖励。

情境

"先…，后…"这个容易使用的短语可以插入一整天的任何情境中，在发指令之前，想想你是否可以用"先…，后…"的短语来重新表述它。

技巧

使用具体而简单的语言。例如，不要使用像"努力工作"这样的词，而是说具体的期望（例如，"完成了五个问题"，"安静地坐在桌子前"，"阅读了十分钟"）。

在描述奖励时也可以使用这个技巧。"可以在白板上画五分钟"，"在讲故事时可以坐在豆袋椅上"）。

试着先使用视觉板"先…，后…"，提醒学生需要做什么才能获得奖励（见"工具包"第 131 页）。

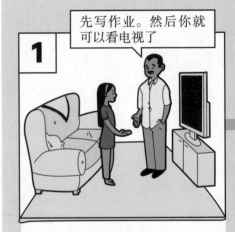

陈述需要使用句式"先…，后…"

承诺在目标任务之后学生可以获得奖励。要选择一个他们感兴趣的奖励。

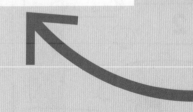

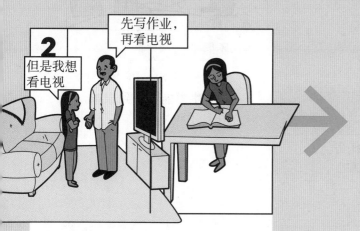

坚持

　　坚持要求，重申"先…，后…"句式，直到学生开始服从，记住学生开始做任务时一定要表扬！

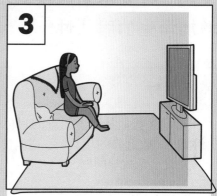

强化

　　任务完成后，记住立即向学生提供之前承诺的奖励。

简单、简单、困难

使用一种要求渐进模式来增加学生的服从性

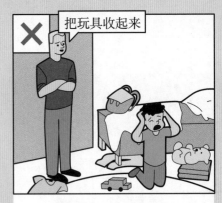

不服从

开始就给出一项困难的任务，学生可能会感到很难，从而导致不服从。

目标

学生将服从一个困难的目标任务。例如，"收起你的玩具"、"上校车"、"完成十个数学问题"。

如何做

以学生很容易完成的两个连续任务来提高学生的动力，并建立依从性。然后，当你再给出困难的任务时，学生已经开启遵从指令的模式。

情境

这个策略可以用于不同的情境和各种各样的任务中，在提出困难的要求之前，比如开始家庭作业，关闭电子设备，做家务，或在转换活动之前使用这一策略。

技巧

当选择简单的任务时，使它们与目标任务之间相互关联。

例如，如果目标任务是开始做家庭作业，首先你可以说"给我背包"（简单的任务），"坐在桌子旁"（简单的任务）。当你准备给目标任务时，学生已经开始执行该任务了。

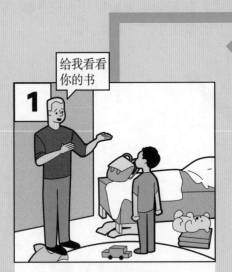

给第一个简单的任务

从学生可以轻松完成的一个简单任务开始。

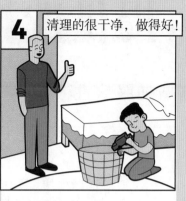

服从

学生在成功完成之前的任务后，将更有可能执行困难的任务。

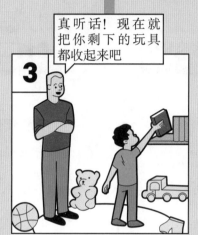

给出困难的任务

在完成简单的任务后立即给出困难的任务，建立行为动力。

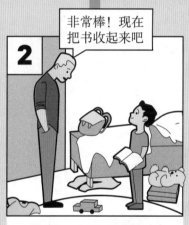

给第二个简单的任务

继续立即给学生另一个简单的任务让他完成。

提供选择

增加服从性

目标

通过提供选择，学生将更有可能合作，有动力去工作，并继续参与任务。

如何做

在可能的情况下，提供与任务相关的选择，并提供可获得的奖励的选择。通过让学生觉得自己可以控制环境，从而更有动力参与其中。

情境

与任务相关的选择的类型可能包括：

- 完成任务的顺序（例如，先阅读或先写作业
- 使用的材料（例如，蜡笔还是马克笔）
- 一起工作的人（例如，妈妈还是爸爸）
- 选择坐在哪里（例如，学生的桌子或小桌子）

技巧

当提供奖励选择时，老师可以问，"你完成任务后想得到 ___ 还是 ___ 呢？"

对于视觉学习者，老师可以提供一个视觉上的奖励选项，学生可以从中选择（见"工具包"第 122 页）。

指令的选择

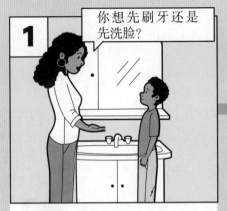

提供任务选择

老师提供了一个与任务相关的选择：让学生选择先完成哪个任务。老师还可以提供选择使用哪种牙刷。

奖励的选择

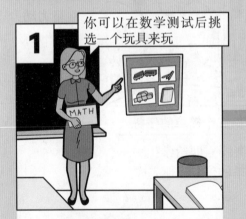

提供奖励选择

在提出任务要求（数学测试）之前，老师会提供给学生可以获得的奖励的选择。这使得学生可以选择一个能激励他去完成任务的物品。

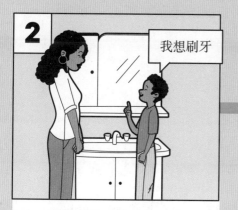

学生做出选择

当学生能够自己做出选择时，他们对任务有更多的控制权，这往往会让他们变得更有动力。

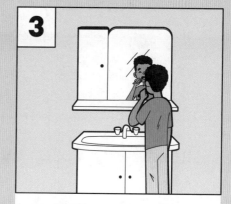

服从

这个学生成功地按照他自己选择的完成了任务。

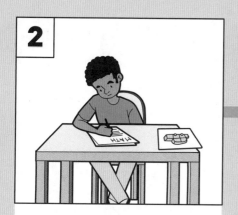

学生做出选择

学生选择了对他有激励作用的奖励。把这个奖励或奖励的图片放在旁边可能有帮助，可以提醒他，他的努力能获得什么。

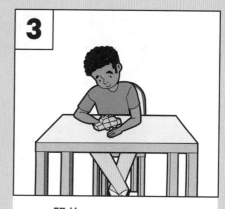

服从

这个学生成功地完成了任务，并获得了他所选择的奖励。

第四篇

基于后果的干预策略

简 介

虽然基于前因的干预策略使用的情况比较多，以防止问题行为的发生，但一旦行为已经发生，就需要使用基于后果的干预策略。这些被称为行为的后果（或反应）。

虽然许多人把"后果"这个词与令人厌恶的东西联系在一起，但在 ABA 中，"后果"指的是在行为之后发生的任何事情。后果可能是强化（这意味着学生在未来更有可能再次做这种行为）或惩罚（这意味着学生在未来不太可能再做这种行为）。很多时候，我们是提供后果的人；因此，我们可以选择如何反应来影响这种行为是否再次发生。

后果

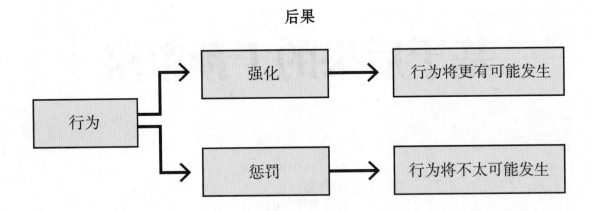

基于后果的干预策略的目的是最小化对问题行为的强化，并最大化对期望行为的强化。虽然惩罚是一种有效的基于后果的策略，但研究表明，通过保留对期望行为的关注，学生将学习做一些适当的行为。

干预目标

- 增加积极的行为
- 减少问题行为

需要考虑的问题

- 学生喜欢得到表扬和关注吗？
- 学生更喜欢受到成年人还是同龄人的关注？
- 哪些物品 / 活动对学生最具有强化作用？

- 学生是否在通过做出问题行为来逃避任务？
- 学生多久需要强化一次？
- 学生能够接受延迟奖励吗？
- 学生是否能够关注到自己的进展？
- 期望的替代行为是什么？

如何使用

- 确定你是要增加还是减少一个特定的行为
- 选择策略
- 调整策略，以匹配学生的技能水平和具体的行为

增加期望行为的策略

- 行为契约
- 代币制
- 教授更好的行为

减少问题行为的策略

- 消退
- 阻止攻击行为发生
- 管理重复行为

官方名称：三步辅助

告知，示范，做

三步辅助增加服从性

目标

增加学生对不喜欢的任务的服从性，并减少老师重复要求的次数。

如何做

在提出要求之后，一致地使用"告知，示范，做"这三个步骤。只有当学生服从时才给予强化。

技巧

把这个要完成的任务的示范图解放在学生完成挑战性目标任务的地方，提醒他如何完成步骤（比如，穿衣服对学生来说是一项挑战性的任务，那就可以把这个如何穿衣服的示范图解贴在学生的卧室墙上）。

情境

这是一种针对各种挑战性任务的有效策略。在学生不遵从指令时，请使用这些步骤。

记住，如果你发出一个指令但并没有坚持，学生就会认为忽略这个指令是可以的。一定记住要做好永远坚持到底的准备！

技巧

在发出告知指令时，请使用陈述句而不是询问学生是否能完成任务。

示例

不要说"你能脱下你的鞋子吗？"学生可能会回答，"不能"。你应该说"脱掉鞋子。"

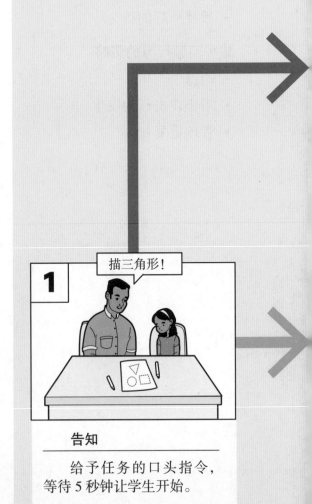

告知

给予任务的口头指令，等待 5 秒钟让学生开始。

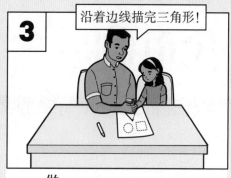

3

> 沿着边线描完三角形!

做

可以用肢体动作辅助学生完成任务,但应尽可能减少对学生的帮助。在学生没有完成任务之前,不要给予强化,而应坚持让学生完成这任务指令。

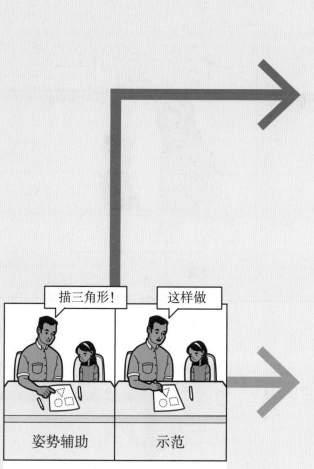

> 描三角形!

> 这样做

姿势辅助　　　　示范

示范

再次发出指令同时给予一个指向任务的手势（指向）或示范任务（向学生示范如何操作）。等待5秒钟让学生有时间反应。

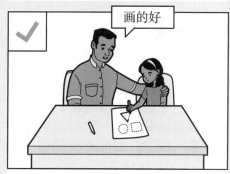

> 画的好

强化

一旦学生自己做这项任务,给予表扬。当她完成整个任务时,给予更大的奖励（例如兴奋的表扬,给她喜欢的玩具,或让她休息一会儿）。

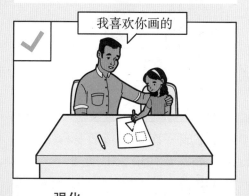

> 我喜欢你画的

强化

一旦学生开始做这项任务,就给予表扬。当任务完成后,给予更大的奖励。

代币制

建立明确的期望和明确的奖励

目标

代币制可以帮助学生看到实现目标的进展，并学习为延迟的奖励而工作。

如何做

确定期望的技能 / 行为（最多 5 项）。然后确定可以获得哪些物品或活动。制定如何获得代币以及何时可以兑现奖励的规则。根据需要做出各种调整（例如，增加需要获得的代币数量）。

情境

代币制通常用于学校和家庭情境。代币制的规则可以根据学生 / 老师的需要来修改。

尝试使用的情景
- 增加完成家务劳动
- 在学校完成作业
- 在一段时间内避免问题行为
- 增加与同龄人的社会互动

技巧

- 询问学生希望获得什么样的奖励。这将增加他们工作的动力！
- 试着用学生最喜欢的图案做成代币而不只是使用星星。

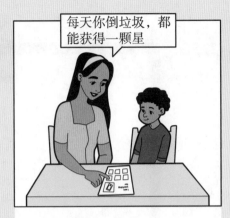

设置

确定代币制的规则，并把它教给学生。

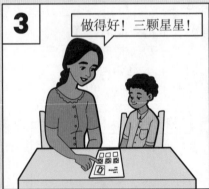

赚取代币

每完成一次任务或目标行为，都要在代币板上增加一个代币。

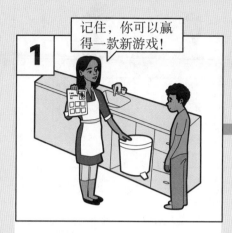

介绍

提醒学生需要完成什么任务才能获得一个代币，以及他正在努力获得什么奖励。

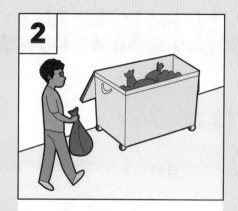

坚持到底

对学生开启任务和完成目标任务都要提供表扬。

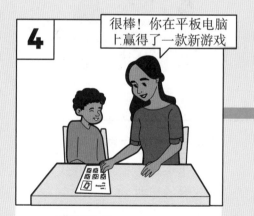

获得奖励

一旦学生得到的代币填满了代币板，他就会获得奖励。

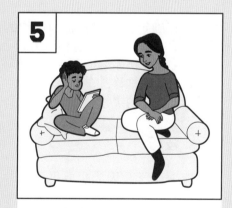

奖励

代币板填满后，要立即给予奖励。将代币板清零并可以再次使用。

官方名称：差别强化替代行为

教授更好的行为

用更好的行为来代替
问题行为

目标

减少问题行为，教授更合适的替代行为。

如何做

确定问题行为为什么会发生，然后教学生一种更好、更恰当的方法来满足他们的需求，只强化这种适当的行为，忽略或重新引导问题行为。

情境

在确定了你想要看到增加的适当行为后，每次学生做这种行为时，都要给予强化（例如给予表扬、关注等）。随着时间的推移，在多次成功后，减少你给予强化的次数。

技巧

对于学生因为想要得到某种特定物品而出现的问题行为，如玩具或喜欢的食物（功能：获得某物），教授替代行为可以让学生用更恰当的方式来提出要求（参见"教授提要求"，第92页）。

对于学生因为不想完成任务（功能：逃避）而出现的问题行为，替代行为可以是要求延迟开始任务或做了一部分任务后休息一会儿。

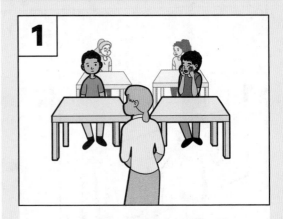

确定目标和问题行为的功能

图中表现的是，学生正在大喊大叫，以引起老师的注意。

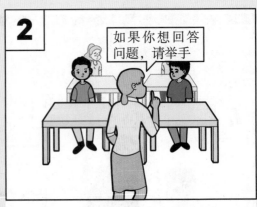

教授一个替代行为

教学生一个更恰当的方式来得到他们想要的东西。

图中表现的是，老师向学生示范，如果他想要引起老师的注意，他应该举手，而不是大喊大叫。

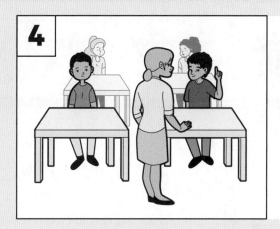

强化的数量

学生独立地做正确的行为次数越多，他得到的强化就越多。图中表现的是，老师通过走到学生的桌前给予他额外的关注。

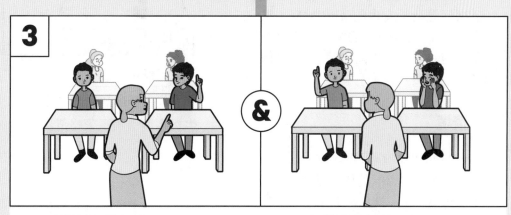

强化更好的行为

每次学生的行为有改善时，立即给予强化（图中表现的是，老师通过叫学生回答问题来给予关注）。如果学生出现问题行为，回到第二步，提醒他应该用什么恰当的方式。

强化他人的行为

对其他做得好的学生予以强化（图中表现的是，对做出恰当行为的学生给予关注），忽略有问题行为的学生。这将给有问题行为的学生一个提示，他应该做什么来得到他想要的东西（在这里，学生想要获得的是关注）。

按问题行为的功能不同进行消退

获得和关注

目标

有效地减少问题行为。

如何做

确定行为的强化物是什么，然后保留该强化物。

要确定强化物是什么，请收集至少 4 次问题行为发生的 ABC 数据（见第 16 页），找到行为的模式以确定其功能（问题行为发生的原因），更多信息见第 19 页。

情境

一旦问题行为的功能被确定下来，就可以在所有情境中对有问题行为的学生使用消退策略。使用消退策略的情境越一致，就越能成功地减少问题行为。

技巧

如果问题行为比较严重（例如，攻击、自伤行为等等），你可以有计划性地忽略：

- 必要时，使用最少的肢体接触阻挡学生的问题行为
- 保持中性的表情
- 避免眼神接触
- 不与学生交谈

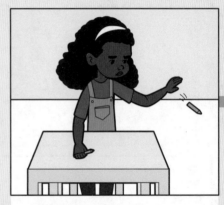

问题行为

不同功能的问题行为（学生扔东西）消退策略范例。

功能：获得物品

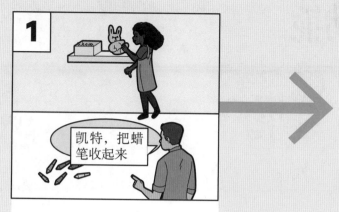

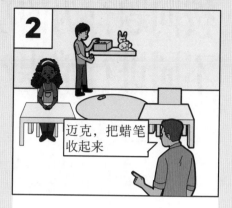

习得的行为

学生通过经验习得，做出问题行为可以获得一个喜欢的物品。

使用消退策略

学生出现问题行为后，不再让学生得到她期望的物品。

功能：获得关注
（计划性忽略）

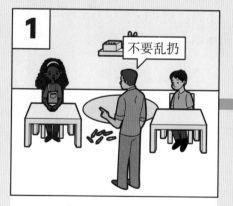

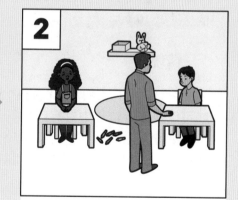

习得的行为

学生通过经验习得，做出问题行为可以获得他人的关注。记住，训斥（例如"不"、"不要那样做"、"停止"）也是一种关注。

使用消退策略

学生出现问题行为后，不要给学生任何关注。避免眼神交流，并保持中性的表情。

按问题行为的功能不同进行消退

逃避和感官享受

目标

有效地减少问题行为。

如何做

确定一种行为的强化物是什么，然后保留该强化物。

确定强化物是什么，请收集至少 4 次问题行为发生时的 ABC 数据（见第 16 页），找到行为的模式以确定其功能（问题行为发生的原因），更多信息见第 19 页。

情境

一旦问题行为的功能被确定下来，就可以在所有情境中对有问题行为的学生使用消退策略。使用消退策略的情境越一致，就越能成功地减少问题行为。

提示

当行为的功能是逃避时，使用"告知，示范，做"的策略（第 54 页）以让学生执行要求。

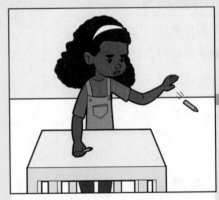

问题行为

不同功能的问题行为（学生扔东西）消退策略范例。

功能：逃避

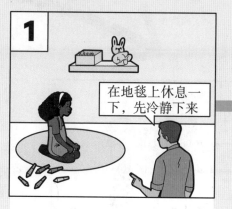

习得的行为

学生通过经验习得，做出问题行为可以逃避不喜欢的任务。

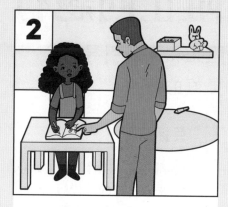

使用消退策略

在出现问题行为后，不允许学生逃避完成工作任务。继续重申任务并让学生执行。

功能：感官享受

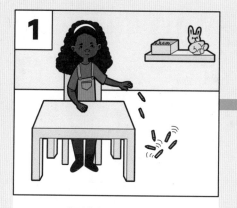

习得的行为

学生通过经验习得，做出问题行为会获得愉快的感受或感觉。

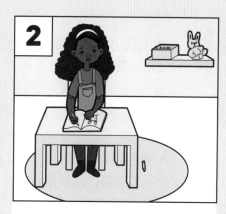

使用消退策略

找出改变环境或材料的方法，不让学生在做出问题行为后体验到愉悦的感觉。

阻止问题行为

阻止和重新引导一个
更好的行为

目标

老师阻止问题行为的发生，并引导学生采取适当的替代行为。

如何做

当学生试图做出问题行为时，老师首先要阻止问题行为，然后立即引导学生做出适当的行为。

重要的是，老师先要明确为什么会出现问题行为，这样他们就可以重新引导适当的行为（参见"行为的功能"第19页）。

情境

在学生做出或试图做出问题行为时，请使用此策略。

示例

一个学生有异食癖（吃不可食用的东西）。学生开始吃彩泥，老师把彩泥从学生嘴里拿出来，然后把自己的手指放在学生的嘴前，重新指导学生如何用彩泥捏雪人。

技巧

对于大多数攻击性行为，你可以用你的前臂和张开的手掌来阻挡。你还需要清理掉学生可及范围内的可能被投掷的物品，以阻止学生扔东西。

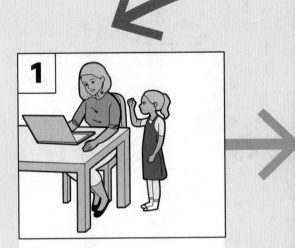

问题行为

学生接近老师，并试图做出问题行为。

注意：老师已经知道了为什么这个学生会打人。这里打人的功能是为了引起他人关注。

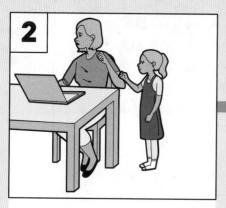

阻止

老师阻止了问题行为。

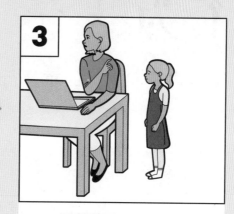

重新引导

老师重新引导学生做出一个更合适的行为。

在这里，老师在示范如何轻拍她的肩膀以引起注意。老师转身不看学生（不给予关注），直到学生做出更好的行为（轻拍肩膀）。

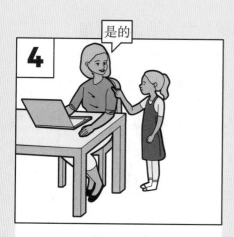

强化适当的行为

一旦学生做了适当的行为，老师将给予强化。

图中表现的是，学生轻拍老师的肩膀来引起老师的注意。这是合适的，所以老师转身并给予关注。

官方名称：打断和重新引导

管理重复性行为

减少声音和身体的重复行为

目标

通过一段时间的干预，减少声音和身体的重复行为（例如，脚本语言，重复的声音，不停地甩手，身体摇晃）

如何做

当一个重复行为发生时，立即中断该行为，并将学生重新引导向另一个行为。

情境

这种策略可以在任何出现重复行为的时候使用。虽然该策略是在行为发生后对其进行管理，但随着时间的推移，它应该会减少行为的发生。

技巧

不断改变中断和重新引导的方式，继续让学生服从。

重复声音的管理

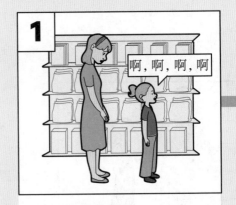

重复的声音

在听到学生发出重复的声音后立即采用下列步骤进行管理。

身体的重复性动作的管理

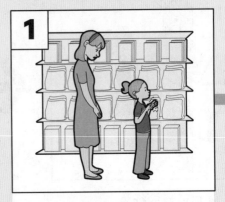

身体的重复性动作

当看到学生出现身体的重复动作后，立即采用下列步骤进行管理。

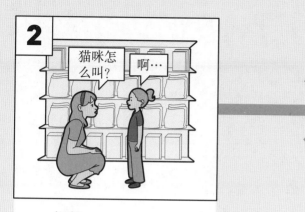

打断

打断或阻止该行为。对于学生重复发出噪音的情况，可以通过与学生交谈来打断她。

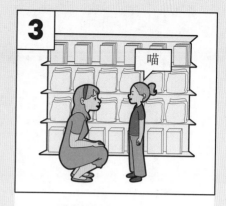

重新引导

重新引导学生从事一种不能与重复行为同时进行的行为。对于声音的重复行为，可以让学生回答一个问题或模仿你发出的声音。

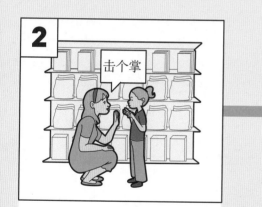

打断

打断或阻止该行为。

对于身体的重复动作，通过让学生做一个不同的动作来打断它。

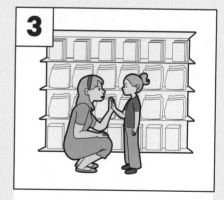

重新引导

重新引导学生做一种不能与重复行为同时进行的行为。对于身体的重复行为，尝试做击掌，摆动手臂，旋转身体，或握拳头等动作来替代重复动作。

第五篇

教授新技能

简 介

许多家长和老师都有一个共同的目标，就是帮助学生学习新技能，让他们变得更加独立。这可能包括提高独立的自我照顾技能，提高表达沟通技能，学习社交和游戏技能，甚至建立学业技能。你想教学生的技能可能会随着时间的推移而改变，然而，本章中的策略可以在不同的情况下和不同年龄段的孩子中使用。重要的是需要认识到，学生获得技能的速度可能不同，甚至有的学生可能学习某些技能比其他技能更快。通过持续的练习和耐心教授，你可以帮助学生在他的生活中做出有意义的改变。

有各种各样的有效策略和教学风格，因此如何让学生学得最好是很重要的。在 ABA 中，技能学习目标通常是定制的，以满足学生的特定需求。根据下列"需要考虑的问题"来决定如何为你的学生创建一个合理的目标，以及如何更好地帮助他们实现这个目标。

干预目标

- 提高独立性
- 提高当前技能
- 教授新的技能

需要考虑的问题

- 学生当前的技能水平与目标技能水平有多大的差距？
- 基于学生的技能水平，合理的目标是什么？
- 学生是通过观看还是实践才能学习得更好？
- 学生是通过视觉指令还是口头指令才能学习得更好？
- 有谁可以和学生一起练习这个技能？
- 我们还有什么其他方法可以帮助学生练习这项技能？

如何使用

- 确定你想教的技能类型
- 选择一个策略
- 调整策略，以匹配学生的技能水平

提高沟通技能的策略

* 教授新的沟通方式

提高独立性的策略

* 任务分解
* 解决问题

提高社交技能的策略

* 配对
* 共同关注
* 游戏技巧

在教授任何类型技能时的策略

* 塑造
* 示范
* 自然情境下教授
* 泛化

配 对

建立关系以增加成功机率

目标

建立对成人指令的服从性，改善与同龄人的社交互动情况。

如何做

通过把自己和学生喜欢的物品 / 活动建立联系，学生将会把你的出现与有趣的体验联系起来（使自己成为强化物）。这将使学生更有可能遵从你的指令，并与同龄人进行社交互动。

情境

当与陌生人（像新老师或新朋友）建立关系时，配对非常重要。父母可以练习配对的方法来改善已经建立的关系。

技巧

把自己和"有趣"匹配在一起的一个好方法是免费给学生提供玩具和活动。这些玩具或活动只能和你一起时学生才能接触到，他自己单独无法接触到。另一种建立配对的方法是为学生喜欢的活动提供帮助，比如帮助学生搭建火车轨道。

建立服从性

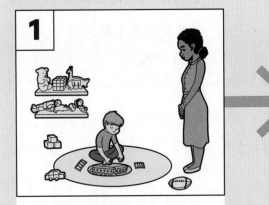

确定偏好

为学生安排几个物品 / 活动，看看他会选择什么。

提高社交技能

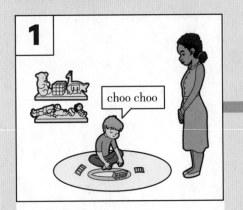

确定偏好

为学生安排几个物品 / 活动，看看他会选择什么。

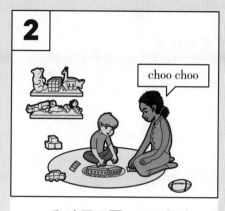

2

choo choo

和孩子玩耍，不要提出任何要求

加入他选择的活动，但不提出任何要求（包括"游戏要求"，比如"这样推下去"或"走得更快一点"）。跟着学生玩耍！

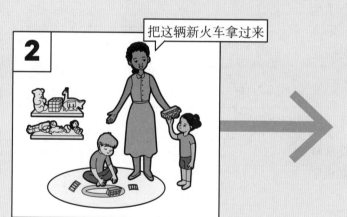

2

把这辆新火车拿过来

协助学生与同伴配对

给同伴一个物品（玩具），这个物品（玩具）是可以帮助学生做游戏活动的。

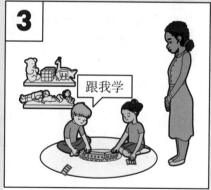

3

跟我学

协助学生与同伴玩耍

通过让同伴带着新的物品参加学生喜欢的游戏活动，学生将更有可能对同伴有积极的反应，并可能开始社交。

自然情境下教授

寻找教授时机

目标

在学生自然发生的常识和日常活动中教授学生技能，以鼓励在自然环境下学习。

如何做

在学生的日常生活中寻找增加学习机会的方法。

考虑到学生目前正在学习的技能，并创造出在自然发生的环境中实践这些技能的方法。例如，如果一个学生正在学习颜色，并且目前正在玩乐高积木，老师可能会建议，"让我们建一个蓝色的塔吧！"

情境

教学应在典型的日常活动或常规中进行。教师可以通过提供能够促进学习技能的材料来创造更多的机会。

技巧

让学生成为学习技能的主角！观察学生感兴趣的东西，然后思考，"我怎样才能把这件事变成一个学习的机会？"

我想教的技能

我可以用自然的方法来教这个技能

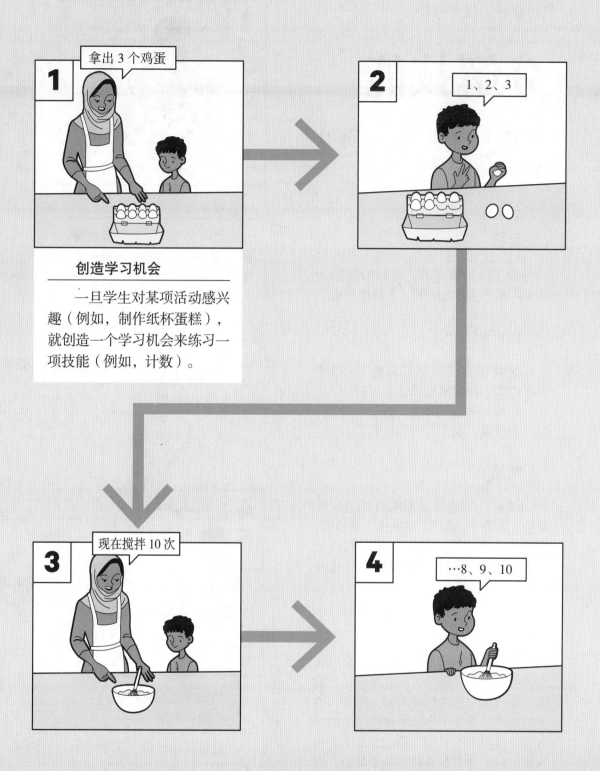

官方名称：任务分析

分解技能

用于教授一种新的、复杂的技能

目标

通过将一项新的、复杂的技能分解成一系列更小的步骤，来教授技能。

如何做

教师将通过写下完成任务 / 活动所需的每个步骤来发展任务分析（TA）。

老师将系统地教授每一步，一次教一个步骤，在需要时提供帮助。

情境

任务分析通常被用来教授适应性技能，如洗手、刷牙、穿衣服、系鞋带、做家务、做饭和过马路。为任何可以分解为简单步骤的复杂技能创建一个任务分析。

技巧

记住，在创建任务分析后，自己练习这些步骤，以确保它们的顺序是正确的，并且没有遗漏任何内容。通常，视觉效果图是帮助学生学习技能序列的好方法（参见"工具包"第 128 页）。每次练习时，老师尽量减少给予帮助，以锻炼学生的独立性。

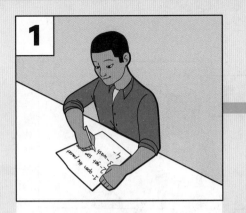

创建任务分析

老师会写下完成任务所需的步骤。每一步都应该是一个简单的动作。

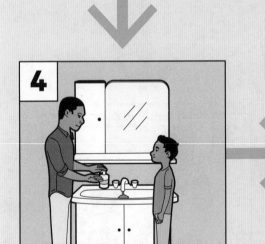

协助学生完成以下步骤：示范

这位父亲使用了一个"示范辅助"，他向学生展示如何做下一步。

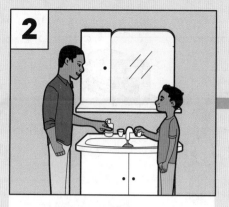

协助学生完成
步骤：手势辅助

如果学生需要帮助，提供一个"提示"或提醒他们该做什么。这位父亲指着水龙头提醒学生打开水。

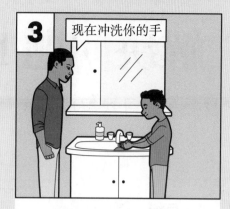

协助学生完成
步骤：口头辅助

这位父亲提供了一个"口头提示"，告诉学生下一步是什么。

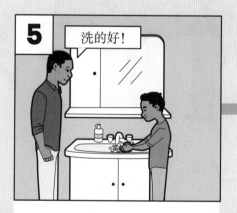

强化独立行为

对于学生已经可以独立完成的任何一个步骤，请提供表扬（并避免辅助）。

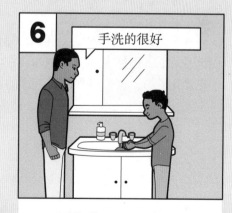

强化学习

提供具体的短语表扬［只要学生第一次独立地完成了一步，就明确表扬（强化）他什么地方做的好］。

解决问题 I

教授独立寻找解决方案

目标

学生能独立地找出一个问题，想出一些可能的解决方案，从中选择一个解决方案，并评估其有效性。

如何做

通过指导学生学会解决问题的每一步来强调发现问题和解决问题的关系，并最终解决学生的独立性问题。

情境

每次出现新问题时，都使用这些步骤。

无论是一个小问题（例如，笔记本纸用完了）还是大问题（例如，在学校被欺负了），这个过程都是一样的。

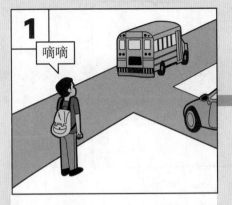

问题

学生遇到了问题。

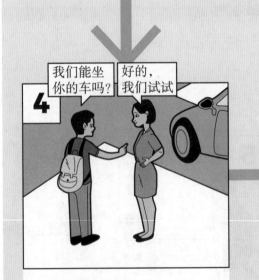

选择

鼓励学生选择一种解决方案并尝试一下。

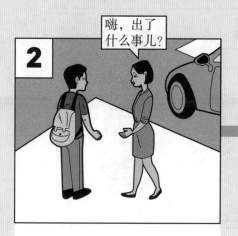

识别

首先让学生找出问题所在。

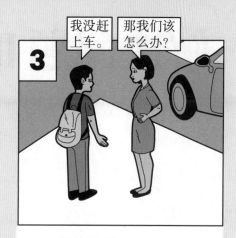

提出选项

和学生一起，说出尽可能多的解决方案，好的或坏的都说出来。

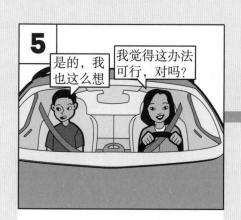

评估

评估该解决方案是否有效，或者是否需要尝试一个不同的解决方案。

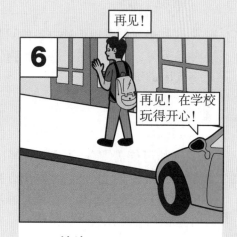

结论

如果所选的解决方案解决了问题，那么就达到了目标。如果没有，请回到步骤4。

解决问题 II

教授独立寻找解决方案

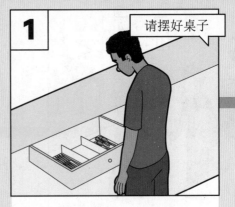

识别问题

学生识别出确切的问题所在。图中表现的是，学生缺少完成任务所需的物品（没有叉子）。

目标

提高解决新问题的独立性。

如何做

教学生在遇到新问题时该怎么做。学生将学会想出并尝试解决办法，直到问题解决。

情境

这些步骤可以用于解决各种问题：如物品丢失、物品破损、够不着物品、任务太困难等。

技巧

老师可能需要先通过提供解决方案建议或提醒学生尝试其他解决方案，以帮助学生完成这些步骤。通过练习，学生应该独立地完成这些步骤。

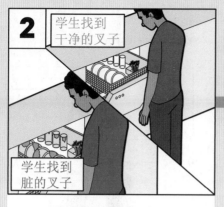

尝试解决方案 1

学生应该考虑并尝试第一个解决方案。如果成功了，他们就能完成任务。如果不行，继续下一个步骤。

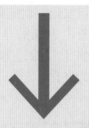

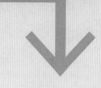
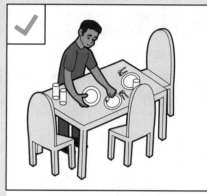

问题解决

这个学生能够找到一个成功的解决方案，现在可以完成任务了。

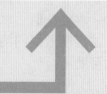

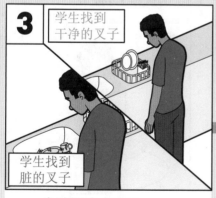

尝试解决方案 2

学生应该考虑并尝试另一种解决办法。如果成功了，他们就能完成任务（学生在洗碗池旁边找到了干净的叉子）。如果不奏效，他们将继续尝试新的解决方案。

塑造和淡化

随着时间的推移教授一项新技能

目标

塑造：教授一个新技能。

淡化：随着时间的推移提高学生的独立性。

如何做

通过强化近似成功的反应让学生逐步学习目标技能。这可以随着时间的推移（如在第一个图示案例中）最终完成，也可以在一次重复尝试期间（如在第二个图示案例中）完成。

要塑造一项技能，首先要教授很小的一部分技能，并通过练习继续建立技能。在淡化时，首先提供全力的支持，然后随着时间的推移而逐步撤出你的帮助。

情境

在教授表达性沟通时经常会使用塑造（例如，教学生说话），但也可以用于各种各样的技能。

在教授适应性技能时经常会使用淡化，从教师的全面协助下开始，然后逐渐让学生变得更加独立。

塑造
语言

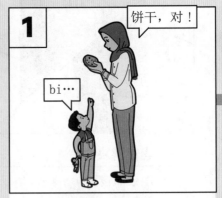

开始学习

强化任何新技能的发起，对于表达性沟通而言，这很可能是仅发出词语的第一个音。

图中表现的是，所有尝试说"饼干"的行为都会得到饼干作为强化。

淡化
建立技能的独立性

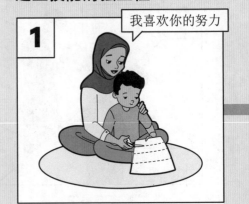

开始学习

强化任何新技能的发起。对于适应性技能，你可能需要从充分的帮助开始。图中表现的是手把手的辅助，强化可以是给予表扬，或者是在学生练习了新的技能后获得他喜欢的物品。

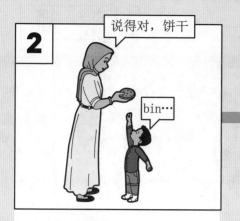

2

> 说得对，饼干
>
> bin···

行为改善

强化进展。一旦学生提高了技能，就只强化当下水平的技能（例如，如果他再说"bi···"，就不要给饼干了）。

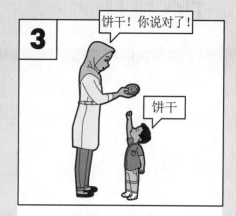

3

> 饼干！你说对了！
>
> 饼干

独立的行为

一旦学生掌握了这项技能，就只强化这种水平的技能（即，只有当他说"饼干"的时候才给饼干）。

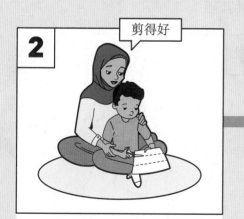

2

> 剪得好

行为改善

强化进展。随着学生的进步，慢慢地减少你的帮助，这将增加他的独立性。

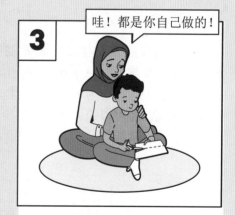

3

> 哇！都是你自己做的！

独立的行为

淡化你的帮助，直到学生独立地完成这项技能。

模 仿

通过示范进行教学

目标

通过示范如何做一项技能，让学生可以通过模仿动作来学习该技能。

如何做

做出你希望学生学习的特定技能（称为"模仿"技能）。学生可能会独立地模仿你，或者你可能需要说"轮到你了"或"现在你试试"鼓励他们模仿同样的技能。

情境

模仿是在日常生活中经常被用作个体学习新技能的一种方式。学生通常通过观察他人的行为来学习社交技能和自助技能，也可以通过遵循模仿步骤来促进学习新技能。

技巧

视频模仿也被证明是一种有效的学习策略，特别是在教授社交技能和游戏技能方面。可以让学生观看一段某人表演的视频，然后自己模仿。

模仿
社交技能

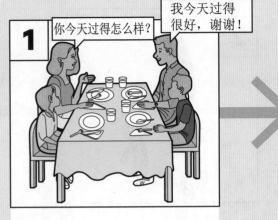

示范

在可能使用这种技能的情况下示范做出目标技能。

图中表现的是，老师们在吃饭的时候示范谈话技能。

模仿
自助技能

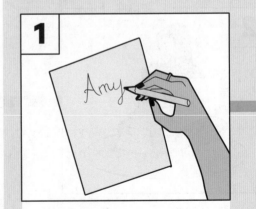

示范

使用可能被使用的材料来示范做出目标技能。

图中表现的是，老师正在示范如何拿着铅笔写下学生的名字。

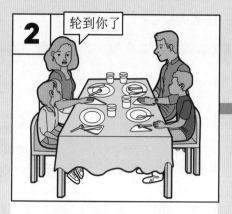

要求

示范之后立即要求学生模仿这个技能。

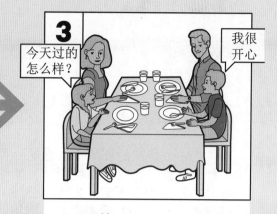

反馈

对学生这次做得好，以及下次有待改进的地方提供反馈。

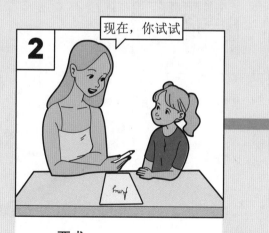

要求

示范之后立即要求学生模仿该技能。

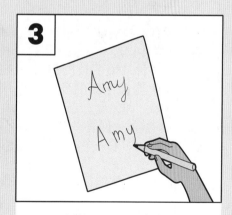

反馈

对学生这次做得好，以及下次有待改进的地方提供反馈。

泛化

扩展学习

目标

在一个特定的环境中学会的一种技能（例如，在家里系鞋带），能够在各种环境中（例如，学校、公园）以各种方式（例如，不同的鞋）应用。这被称为"泛化"。

我们的目标是，这些技能在没有被专门教授的情况下也会使用。

如何做

在教授一项新技能时，考虑在不同的地点、不同的人员、以及使用不同的材料来扩展这项技能的学习。

情境

所有的技能都必须能泛化，才能说明一个学生已经"掌握"了这个技能。

在各种环境下教授和练习该技能，直到学生能够在新的环境中使用该技能。例如：和父母、老师或兄弟姐妹一起练习。教学生回答"你叫什么名字？"这个问题，如果一个同伴问那个学生，"你叫什么名字？"学生也能够正确回答，那么这个技能很可能已经掌握了！

技巧

对于一些学生，你可以先在特定的环境中教授新技能，然后在各种环境下进行练习。而对于另一些学生，你可以从一开始就在不同的环境下教授新技能。然后评估一下使用哪种方法学生能学得更好！

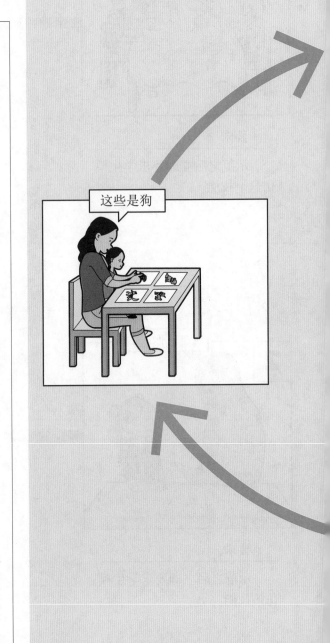

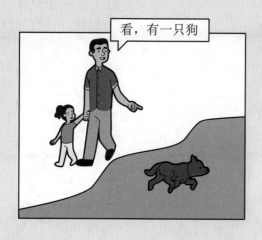

教授技能

- 与不同的人
- 在不同的环境中
- 使用不同的材料
- 使用不同的语言
- 在一天的不同时间

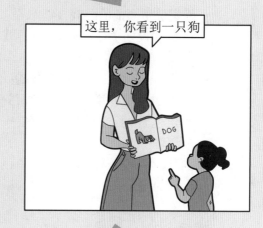

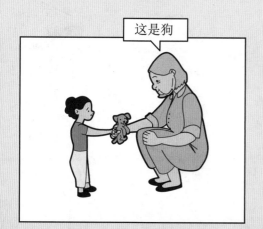

游戏技巧

教授游戏技巧以改善社交能力

目标

通过发展游戏技能水平来帮助学生进步，并建立社交关系。

如何做

- 确定学生当前的游戏技能水平
- 将目标设定为下一阶段的游戏类型。
- 与学生一起练习这个游戏技能。示范如何做并说出与游戏相关的角色台词（例如，"我是一个海盗"）
- 强化学生模仿你的行为或角色台词的尝试。

情境

教授游戏技能时，在与同龄人玩游戏之前，和学生一起练习几次对他们是有帮助的。

当学生准备好与同伴一起练习时，老师最初可以通过示范该做什么来帮助学生，然后逐渐让学生独自玩。

1. 观众

这个学生正在看同龄人玩，但她并没有与他们或游戏材料互动。

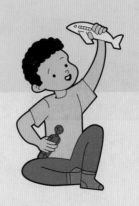
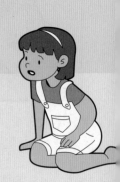

4. 假扮游戏

学生以创造性的方式使用物品来假装它们是别的东西，或者他本人扮演其他角色。

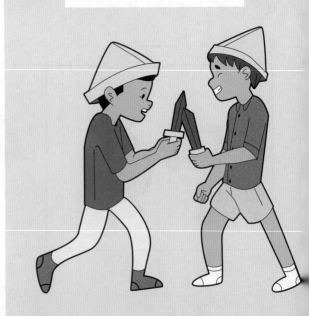

2. 平行游戏

学生在同龄人旁边玩耍，可能会，也可能不会进行相同的游戏。学生和同伴之间并没有互动。

3. 联合游戏

学生和同伴一起做游戏，可能会和同伴交谈或借还玩具，但他们之间并没有建立共同目标和分工，仍以自己的兴趣为中心。

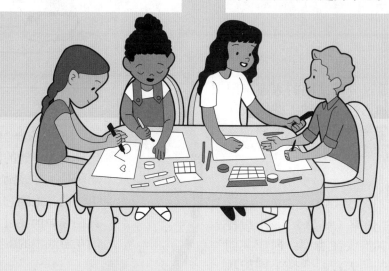

6. 合作游戏

学生们一起玩游戏或一起活动，有明确的分工和合作目标。他们利用社交技能轮流操作，而且在活动中彼此交流。

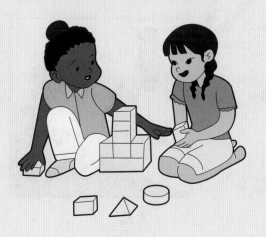

5. 社交游戏

学生学习社交游戏，包括轮流和分享。学生可能会向同伴借还物品。

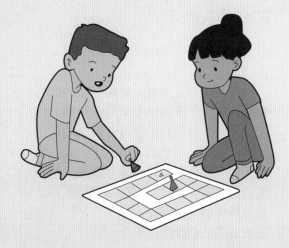

共同关注

社交技能的开始：教授分享
共同的兴趣

目标

教学生通过分享共同的兴趣来跟随、发起和加入社交互动。共同关注还有助于学生学习使用他人的面部表情和手势作为信息来源。

如何做

使用塑造策略（见第 82 页）教授两种主要的共同关注类型：回应共同关注和发起共同关注。变换不同的玩具、活动和人（成年人和同龄人）反复练习。

情境

在自然和游戏环境中教授和完善这些技能。创造一些旨在建立共同关注技能的游戏。例如：把玩具藏起来，教学生跟随你的姿势：转头并带动眼睛注视前方来找到它们。

技巧

在与玩具互动时，使用夸张的语言和面部表情，帮助学生学习使用别人的面部表情作为他们正在思考什么的信息线索。例如，一个积木塔倒了，做一个夸张的"惊讶"表情，扬起眉毛，捂住嘴，说"啊－哦！"如果学生看着你，就表扬他们说"做得太好了"！"或者快速地挠他们痒痒，等等。

和老师在一起的时候

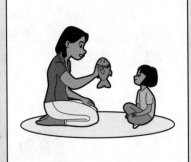

回应

使用一个学生喜欢的玩具来获得她的注意，移动玩具，并鼓励学生用眼睛注视并追随它。拿着玩具在你面前晃过，促进你们在游戏中的眼神接触。

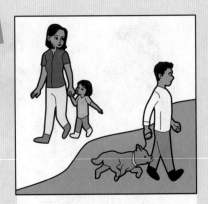

发起

强化学生发起的任何共同关注，如果学生指着某物，看着它并做出积极的回应。例如："哦，你看那条狗！太可爱了！"

与同伴在一起的时候

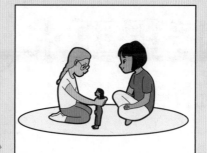

回应同伴

让学生和同伴一起玩学生特别喜欢的玩具，这样可以在互动中成功教授共同关注。你可能需要帮助学生回应同伴，比如说"看，她有一个娃娃！"

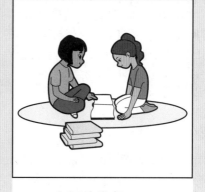

向同伴发起

在同伴之间放置他们喜欢的物品／活动，以鼓励他们一起玩耍和互动。你可能需要协助发起共同关注并维持关注。

需要的预备技能

学生
- 能够要求自己想要的东西
- 能够模仿他人

老师
- 使自己成为强化物（学生应有与老师进行有趣的活动的经验）

教授提要求

教学生如何提要求

目标

- 通过教学生一个替代的、更合适的行为，以满足他们的需求，并减少问题行为。
- 培养沟通技巧。

如何做

教学生如何恰当地提出他们的要求。根据学生的能力不同，这可能是一个词的要求（"饼干"）、多个字的要求（"我想要饼干"）、或使用手语或图片交换卡（PECS）。不给予学生想要的物品或关注，直到学生能做出一个正确的提要求的行为。重复这一过程以提高效果。

情境

当学生有具体的动机时，例如要求玩具、食物、关注、帮助他完成任务等，使用这个策略。这种动机可能看起来像是学生想去拿他们想要的东西或从事某种问题行为。

技巧

尝试使用句带卡（参见"工具包"第130页）作为一种视觉提醒，提醒学生应该说什么。

请记住，要求学生在所有人和情境中都能使用适当的方式提要求。

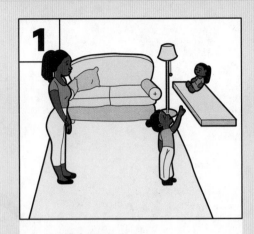

确定动机

确定学生具体的动机：一个物品、注意力、他人的帮助等。

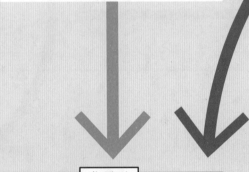

询问

首先，让学生有机会明确他/她想要/需要什么。

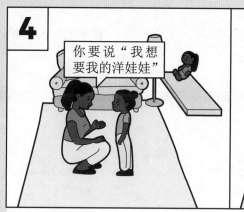

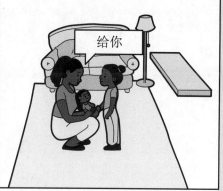

纠正

直接做出正确的反应来纠正学生，然后回到第二步，重新问这个问题。

强化

当学生恰当提出要求时，给他们想要的东西，这可能是一个物品，关注，或帮助等等。

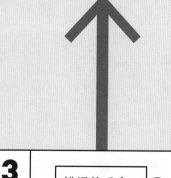

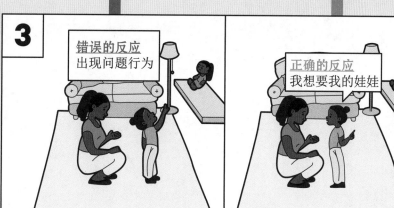

反应

学生的反应要么是正确地说出他们想要的东西，要么是做出问题行为。

第六篇

多种策略综合使用

简 介

一旦你充分理解了前几章的内容，那么本章的策略你就不难使用了。本章将重点介绍如何使用多种策略来处理一些生活中常遇到的更具挑战性的问题。本章选择的这些挑战性问题是基于多年的专业经验，以及对父母的调查。对于每个常见的挑战问题，我们都提供了一套建议性的应对策略。这些策略包括书中详细描述的基于前因的干预策略和基于后果的干预策略。每个策略之后都附注了相应的页码，以便你需要时参考。

在 ABA 中，这个策略包通常被称为行为干预计划（BIP）。这是指为了应对特定的挑战性行为，老师应该始终如一地采取的步骤。为了获得最快且最佳的效果，建议你在确定要使用的步骤后，一定要始终遵循这些步骤。此外，如果所有照顾者都遵循同样的步骤，学生就会知道应该做什么，这一点对学生来说是有帮助的。

你可能会发现一些策略更有效或更适合你的学生。本章与其他章节的不同之处在于，一再强调遵循顺序中的步骤是至关重要。在这里，策略是作为指导方针安排的。你可以根据需要调整这些步骤，以适合你的实际需要。例如，如果"预先告知"对你的学生没有效，那么就没有必要将其作为整个战略包的一部分。你可以选择把它排除，或者换成一个更适合你的学生的策略，也许是"先…后…"策略。总之，通过本章的学习和实践，你应该重点关注什么是对你最有效的！

关闭电子设备

目标

教学生学会听从指令，关闭电子产品（例如，iPad、电话、电子游戏、电脑游戏）。

如何做

- 老师们会使用各种策略来让学生服从指令。
- 老师必须使用消退策略（坚持执行要求）减少问题行为。

情境

在发出关闭电子设备的指令之前，请使用这些策略，以减少出现问题行为的可能性。

技巧

当要求他们关掉电子设备时，试着告诉学生"关掉并放下"，而不是"关掉给我"。对一些学生来说，让他们能自己可控地把电子设备放在那里，比把它给别人更容易。

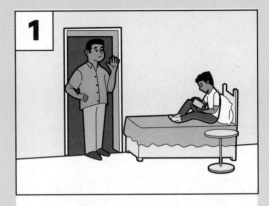

1

提前预告（第 42 页）

在提出关闭电子设备的要求之前，请发出提前预告。你可以说："还有五分钟就要关闭电子设备了"，即使提前一分钟给予预告也会有帮助。

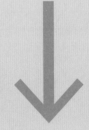

2

让我看看你的分数

简单、简单、困难（第 46 页）

在发出困难的指令"关掉"之前，使用"简单、简单、困难"的策略来增加服从性。首先，发出两个关于电子游戏的简单指令（例如，"给我看看你的游戏得分吧！""和你的朋友说再见"）。

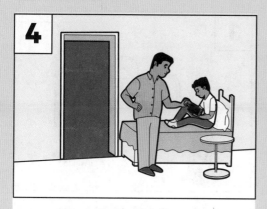

消退（第60页）

　　坚持执行指令，不允许学生继续接触该电子设备。使用"告知、示范、做"的策略来完成指令。

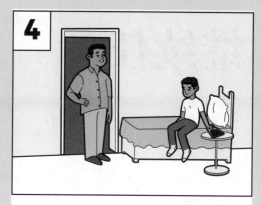

强化（第26页）

　　如果学生服从你的指令，给予表扬（"做得非常好！"）。而且，理想情况是，学生以后可以再次获得玩这个电子设备，作为服从指令的奖励。

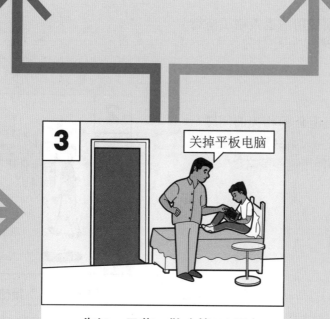

告知，示范，做（第54页）

　　使用"告知、示范、做"的策略给出明确指令（"关闭平板电脑"）并坚持该指令。

　　图中表现的是，老师正在做第二步，用手指着关闭按钮。

继续任务

目标

增加学生完成任务的时间和完成的工作量。教学生如果完成任务，可以获得休息时间。

如何做

- 老师将使用各种策略来让学生服从指令。
- 老师必须使用消退策略（坚持要求）来减少问题行为。

情境

当出现与逃避任务相关的问题行为时（例如，在完成家庭作业、完成学校作业时），请使用这些策略。

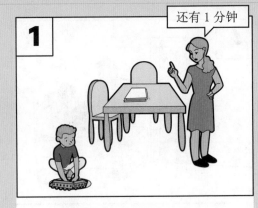

还有 1 分钟

预先告知（第 42 页）

在提出要求之前，给一个过渡信号。可以是"还有五分钟就要拿走（喜欢的物品）"或"还有五分钟我们要做（任务）"。

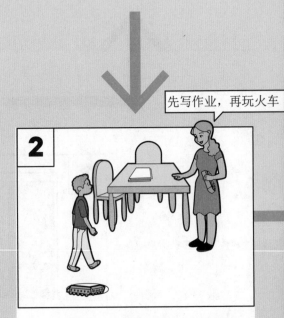

先写作业，再玩火车

"先…后…"策略（第 44 页）

用"先…后…"的语言来提醒学生他在为什么而工作。你也可以拿着奖品让学生提前看到。"先（任务），后（奖励）"。

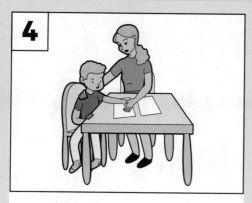

消退（第60页）

如果学生试图逃避任务，请坚持执行指令，并且不允许学生逃避任务。使用"告知、示范、做"的策略（第54页）。

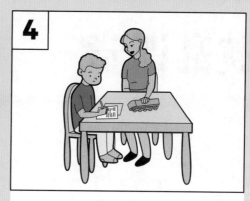

强化（第26页）

只有在学生服从指令一段时间后才提供休息。在写完每一页作业后给予短暂的休息，全部写完作业后才能给予长时间的休息。

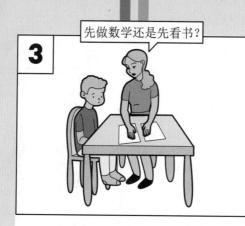

提供选择（任务）（第48页）

提供一个与要求任务相关的选择。尝试提供以下方面的选择：

- 先完成工作表的前面还是后面？

- 先做数学还是先看书？

- 使用蜡笔还是彩色铅笔？

- 使用蓝色还是黑色的钢笔？

- 让王老师还是李老师帮你？

扰乱课堂

目标

- 减少学生由于想要获得关注而产生的扰乱课堂行为。
- 教学生使用恰当的方法来获得同伴和老师的关注。

如何做

- 老师将使用各种策略来帮助学生学习如何用恰当的方法要求 / 获得关注。
- 老师必须使用消退策略（而不是给予关注）来减少破坏性行为。

情境

对一个目标学生或班里所有学生使用这些策略，以预防和减少课堂上的扰乱课堂秩序的行为。

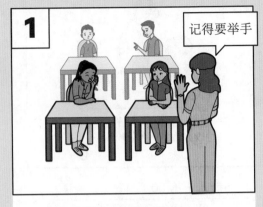

1

记得要举手

预先告知（第 42 页）

在从休闲时间过渡到学习时间之前，老师将提前告知学生在接下来的学习时间里应如何做或表达自己的期望（例如，安静地坐在桌前，举手提问 / 回答问题）。

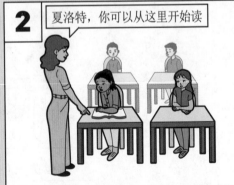

2 夏洛特，你可以从这里开始读

积极主动

以可预测的频率给予目标学生关注（例如，叫他回答问题，给予表扬）。逐渐延长给予关注的时间间隔，通过频繁地给予关注，学生将不太可能再通过表现问题行为获得关注。

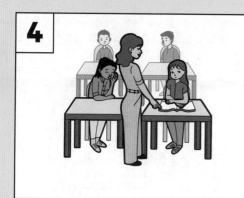

消退（第 60 页）

忽视破坏性行为。将身体／脸背向学生，以尽量减少对他的关注。对于高度破坏性的行为，最小限度地阻挡并重新引导适当的行为（示范举手引起关注）。

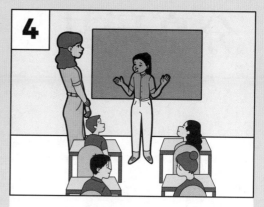

强化（第 26 页）

在学生开始做适当行为（举手）后立即给予她关注（叫学生回答问题）。在她完成了几次适当行为之后，要给予额外的关注（比如，可以让学生走到教室前面回答问题）。

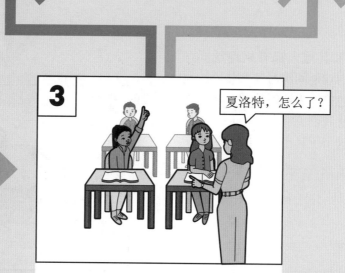

夏洛特，怎么了？

教授更好的行为（第 58 页）

只有在学生用更好的行为（如举手）要求给予关注时，才对学生提供强化（给予关注）。关注其他做出恰当行为的学生，作为一个信号让目标学生知道老师期望的行为是什么。

分享玩具

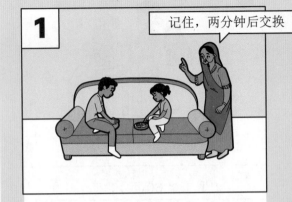

记住，两分钟后交换

1

预先告知（第 42 页）

在分享喜欢的物品时，提醒学生接下来的期望是什么（例如，每个人可以玩几分钟，然后交换）。

目标

增加等待喜欢的物品的忍耐度，提高社交 / 游戏技能。

如何做

- 对分享设定明确的期望。
- 示范如何适当地等待。
- 经过几次成功的分享后，逐渐增加学生需要等待的时间。

情境

当学生和其他人都有兴趣玩同一玩具时，在游戏期间练习这些步骤。也可以通过角色扮演来练习这些步骤，老师会说："让我们练习分享吧！"，假装自己是对这个玩具也感兴趣的同伴。

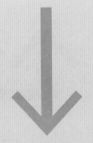
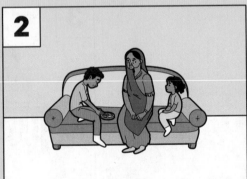

2

示范（第 84 页）

在等待轮流时，示范适当的行为：平静地坐着，看着别人，不伸手去拿玩具。

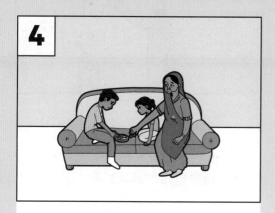

消退（第 60 页）

如果还没有轮到学生拿玩具，而他试图去拿时，阻止他的行为。

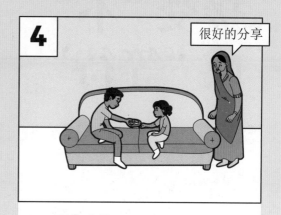

强化（第 26 页）

如果在交换时学生能主动把东西给对方，提出表扬或给予其他强化。

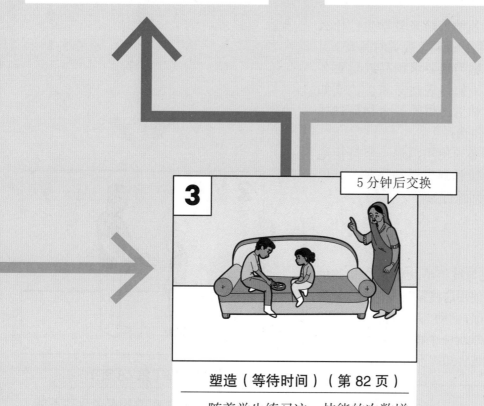

塑造（等待时间）（第 82 页）

随着学生练习这一技能的次数增多，逐渐增加他们需要等待的时间。

接受 "不" 或 "等待"

目标

教学生如何接受和容忍被拒绝（被告知 "不行"），以及如何等待喜欢的物品 / 活动。

如何做

- 使用各种策略来教学生，什么时候可以获得（视觉时间表），如何适当地要求物品或玩更久时间（如何表达需求），或如何给学生提供另一个物品选择（提供选择）。
- 老师必须使用消退（坚持拒绝学生接触到想要的物品），以减少问题行为。

情境

当出现与被拒绝获得某物相关的问题行为时使用这些策略（例如，学生要求一个物品/活动，并被告知 "不行"，或者学生要求玩一个物品 / 活动更多一点时间，但被告知 "不行"）。

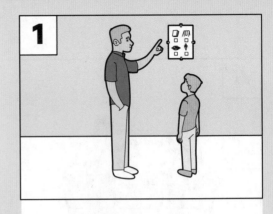

预先告知（第 42 页）

创建一个视觉时间表，描述在白天什么时间会提供喜欢的物品 / 活动。

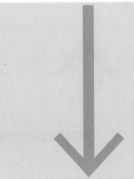

提供选择（第 48 页）

当学生喜欢的物品 / 活动不能得到时，应提供至少两种替代选择，这两种选择是学生一般喜欢的或比较喜欢的物品 / 活动。

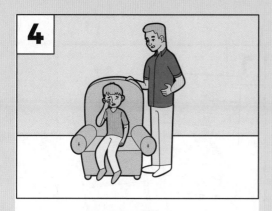

消退（第60页）

当学生出现问题行为时，老师不给学生该物品或坚持拒绝给他。老师可能需要辅助学生，提醒他们如何恰当地要求/等待某个物品/活动。

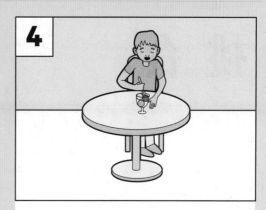

强化（第26页）

如果学生做出适当的行为（容忍"不"，适当地提要求，等待喜欢的物品），学生将获得强化。使用塑造来逐渐增加学生等待获得强化所需要的时间。

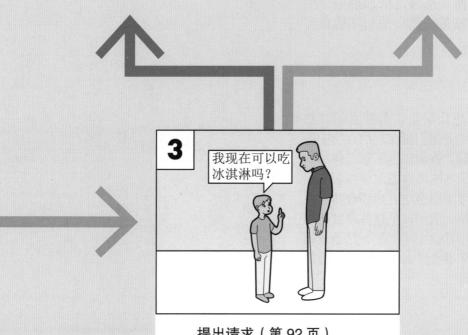

提出请求（第92页）

当学生用恰当的行为要求某项物品/活动时，给予表扬。如果可能，可以让学生得到该物品/活动。

挑 食

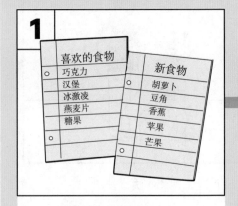

确定食物列表

列出学生当前喜欢吃的食物列表（这将是奖励）。再列一个要尝试的新食物的列表。

目标

提高学生对新食物的接受度（重点应该是水果和蔬菜）。

如何做

对于每口食物使用"先…后…"的策略："先吃（新食物），后吃（喜欢的食物）"。

随着时间的推移，增加期望学生吃的新食物的量，然后他们才能获得喜欢的食物。

情境

列出你想让学生学会接受的食物清单。考虑一下他们现在吃的食物中哪类食物还不够。咨询医生了解具体的饮食建议。每天在吃零食的时候练习这个策略。一旦学生愿意吃五口新食物后再吃喜欢的食物，就可以把这些新食物加到他们的日常饮食中（例如，把新食物放在他们的午餐盒中，早餐的时候提供该食物，等等)。

注意

如果学生不接受新食物，那就说"没关系，但没有（喜欢的食物）"，然后拿走所有的食物。一旦学生再要喜欢的食物，再试一次让他接受新食物。在学生吃了新的食物后，再提供给他喜欢的食物。

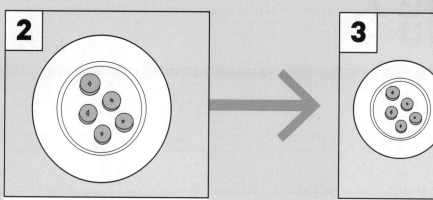

切成小块

把新的食物切成五小块,可能需要从非常小的(像M&M豆的大小)一块开始,然后逐渐变大。

摆放方式

在一大堆学生喜欢吃的食物旁边放五小口新食物。

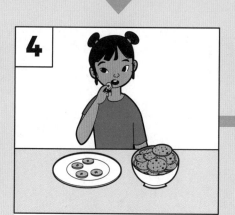

一口新的食物

发出指令,"先吃(新的食物),后吃(喜欢的食物)"。

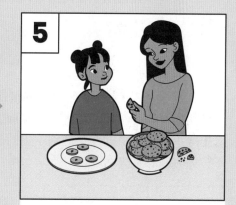

吃一口的奖赏

学生每吃一口新食物,她就可以吃一口喜欢的食物。新食物至少要吃五口。

听从指令

目标

提高学生的服从性，并减少完成任务所需要的时间。

如何做

通过给出明确的指令，执行指令，强化学生的努力，学生将更有可能听从指令。随着持续使用这些步骤，学生将会有更好的依从性。

情境

这些步骤可用于任何指令，困难的指令也要一致使用。

技巧

在学生执行指令有困难的情况下使用此策略（例如，在卧室、桌前、车里等）。这将帮助你在遇到学生的挑战行为时顺利解决问题。

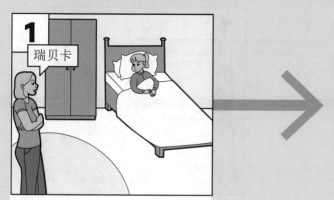

引起注意

在发出指令之前，要确保已引起学生的注意（眼神接触）。

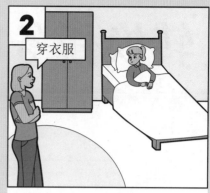

清晰、简短的指令

使用简短、清晰的短语发指令。不要用问句的形式（"你能…吗？"）

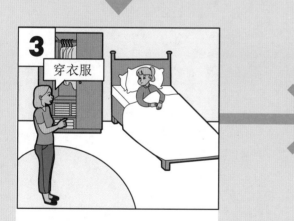

三步辅助（第 54 页）

使用"告知、示范、做"策略来执行指令。首先告诉学生该做什么，然后示范该怎么做，最后用肢体动作辅助他们完成任务。

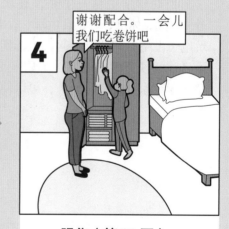

强化（第 26 页）

一旦学生开始执行指令，就给予表扬。当学生完成任务时，给予更大的奖励。

转换任务

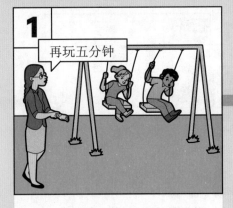

第一次提醒（第 42 页）

在对学生发出可能有挑战性的变换任务的指令之前，给予预先提醒。

目标

增加从非常喜欢的活动转到不喜欢的活动的服从性。

如何做

提前告知学生即将到来的变化。结合使用建立服从的策略来协助完成具有挑战性的变换的任务。

情境

当期望学生从一个非常喜欢的任务（例如，休息、在家自由玩、看电视、玩电子设备、和朋友一起玩）转到其他不喜欢的任务时（例如，课堂作业 / 家庭作业、家务、去车里），可以使用这些步骤。

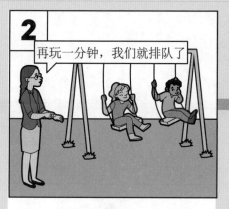

第二次提醒（第 42 页）

在转换活动的指令发出之前，再提醒一下即将要做的是什么（以及接下来的期望）。

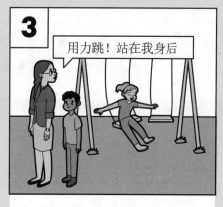

简单、简单、困难（第 46 页）

从一个与活动相关的简单要求开始转换（老师说"用力跳！"）。紧接着是另一个简单的要求（"站在我身后"），最后，给出具有挑战性的要求（"排好队"）。

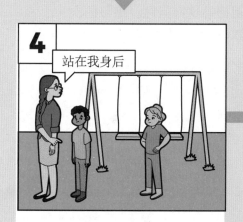

坚持执行（第 54 页）

如果在任何时候使用"简单、简单、困难"的策略后，学生并不遵从指令，使用"告知，示范，做"的策略来完成任务。

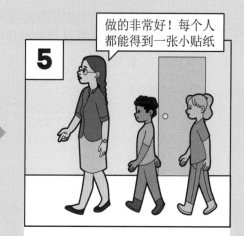

强化（第 26 页）

在具有挑战性的转换活动完成后，确保给予强化。

学习个人信息

目标

帮助学生学习重要的个人信息：姓名、年龄、生日、地址、电话号码、家长姓名。

如何做

使用各种有效的策略教授新技能。通过调整策略以适应学生的技能水平并进行重复练习。

情境

作为一项安全防护措施，了解自己的个人信息是很重要的。

学习这些信息可能需要大量的教学努力和多次重复，但这些策略的使用将帮助学生更快地学习和记住这些信息。

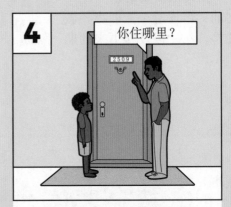

自然情境下教授（第 74 页）

找到合适的机会反复练习回答这些问题。练习的次数越多，效果就越好。

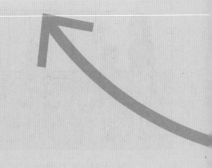

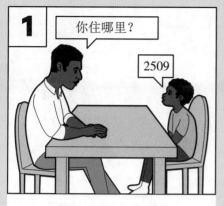

塑造（第 82 页）

从小的问题开始练习，逐渐教给学生正确的答案。对于较长的回答，如电话号码和地址，一次只教几个数字，这一点非常重要。

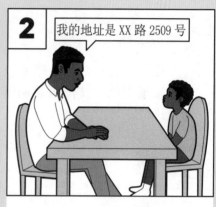

示范（第 84 页）

告诉学生如何正确地回答问题，可以口头说出答案，也可以写下答案（看学生哪种方式学得更好）。

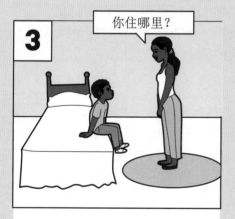

泛化（第 86 页）

一旦学生在回答这个问题方面取得了进展，就让其他人来问这个问题。这将确保学生在其他人提问时仍然能回答正确。

学习说话

目标

增加表达性沟通技巧（如语言发声和单词）。

如何做

使用各种有效的策略来教授新技能。根据学生的技能水平调整策略并重复进行练习。

情境

孤独症儿童的一个共同特征是语言/言语发育迟缓。如果孩子表现出以下这些迹象，就表明他更有可能要开始说话了：

- 在玩的时候发出咿呀学语声
- 模仿声音
- 当人们说话时看着他们的嘴巴
- 发出唱歌的声音
- 含糊不清地命名物品，尽管它可能听起来与物品的名字相差很远
- 有一些接受性的语言技能（理解别人说什么——可能表现为听到有人喊自己的名字时，看向叫他的人或听从简单的指令）

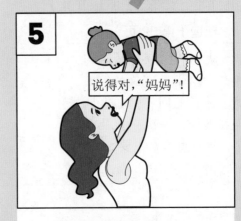

5

说得对，"妈妈"！

强化（第 26 页）

使用有效的强化策略来奖励学生尝试说话，并在他们发出第一个声音/单词时给予巨大的奖励。

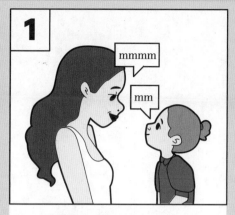

塑造（第82页）

首先教学生模仿声音。倾听他们在呀呀学语时已经开始发出的声音。

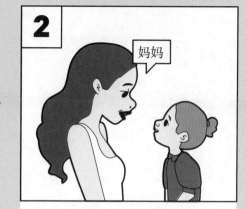

示范（第84页）

获得学生的关注，然后示范（发音时口形和声音）你正在教的单词或声音。

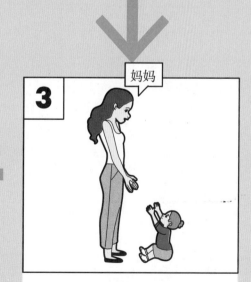

泛化（第86页）

与各种不同的人一起练习这项技能，促进学生学习。

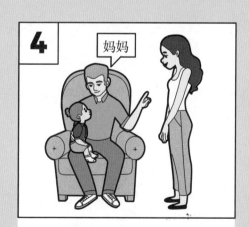

自然情境下教授（第74页）

利用学生的动机来教授你要教的单词。许多学生的第一个字是他们想要的东西（比如喜欢的玩具、喜欢的食物）。

第七篇

常用的工具包

简 介

以下的内容包括模板、工具和资源的内容，可以帮助你在教学时使用。这样做的目的是你可以复制、剪切和使用在本书中学习到的策略及所需要的工具包。你也可以在我们的网站上找到这些工具包。

视觉支持

视觉支持是一种通过图片或文字而不是口语进行交流的方式。视觉支持以一种让语言发育迟缓的学生容易理解的方式传达大量信息。视觉支持在日常生活中不仅对语言发育迟缓的学生有帮助，正常人在日常生活中也常会使用类似的视觉支持，因为有时信息的视觉提示是我们处理信息的最佳方式。我们依靠路牌告诉我们该去哪里，依靠日历记录约会时间，以及杂货店的购物清单。这些策略都属于视觉支持。

视觉支持可以帮助学生学习新技能，了解他们的期望，并提高自我管理能力。通过视觉支持，老师可以更好地与学生交流，学生也可以学习如何才能更好地与同龄人和老师交流。通过持续的使用视觉支持，还可以增加学生的独立性并减少问题行为。

研究表明，视觉支持在以下几方面特别有用：

- 让学生集中注意力
- 使抽象概念在视觉上更具体化
- 让学生能更好地表达自己的想法
- 可以更直观地提供一些规则和结构图示
- 减少焦虑
- 可以作为一种工具辅助转换任务

对孤独症患者的视觉支持包括：

一些孤独症患者很难理解和遵从口头指令，他们可能在充分表达他们想要什么或需要什么方面有困难。视觉支持可以帮助老师理解他们的期望，这可以减少孤独症患儿的挫折感，并有助于减少患儿由于沟通困难而导致的问题行为。视觉支持可以促进适当的、积极的沟通方式。

对于那些因日常生活的变化或不熟悉的环境而感到焦虑的患者来说，视觉支持可以帮助他们理解接下来会发生什么，从而减少焦虑。

代币板

目标

提高完成目标任务的遵从性和动机。

如何做

对完成的每一个任务要给予表扬和代币强化，然后在获得所有的代币后提供更大的强化物。

情境

- 作为视觉提示，提醒学生在完成目标任务后可以获得什么。
- 用于建立对各种任务的遵从性。
- 用于教授延迟强化（在此之后获得一些奖励）。
- 用于教授自我管理（学生可以学习在完成任务后给自己代币）。

说明

1. 复制这一页，剪下所有的东西。
2. 如果可能，可以塑封起来长时间使用。
3. 让学生选择想要获得什么奖励。
4. 在代币板上放上奖励图标。
5. 学生完成任务后在每个空白的方块上贴一颗星星代币。
6. 当代币板上贴满了六颗星星时，学生可以获得奖励。

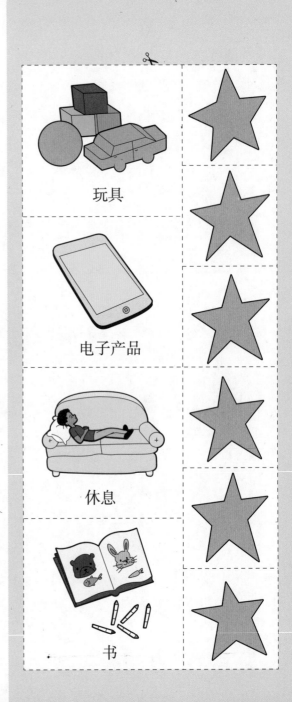

玩具

电子产品

休息

书

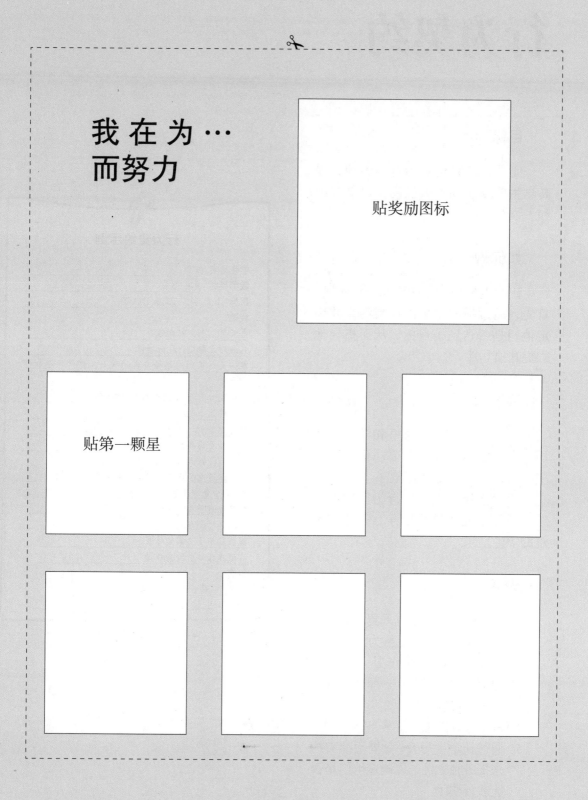

行为契约

目标

促进责任感培养和自我管理，提高学生的动机和努力程度，提供规则和一致性。

如何做

让学生参与设定期望和选择奖励。首先，通过提醒学生回顾契约，并确定他们是否达到了目标，从而指导他们提升独立性。

情境

行为契约可以在家里和学校里使用；有些学生可能会需要一份家庭期望契约和一份学校期望契约。

适用于持续表现出行为问题、在组织技能或完成日常任务方面存在困难的学生。

说明

1. 复制此页面，并剪下契约模板
2. 确定要改进的目标行为
3. 教师、家长、学生作为一个团队，为契约制定规则——即期望得到什么，可以得到什么
4. 每个人都同意并签字
5. 通过让学生每天 / 每周回顾契约来提升独立性，以确定他们是否能获得奖励

行为契约示例

学生姓名 露西
教师姓名 曼普女士
目标 上交所有已完成的任务
我要
每天早上上交家庭作业
完成后立即交出我的功课
在一天结束的时候检查我的桌面，任何作业都应该上交
如果我一整天都这样做，我将得到
做一整天小组长
额外增加 15 分钟使用平板电脑的时间
给父母看的表扬我的便条
如果我没做到，我的结果是
在应该玩电子设备的时间完成未完成的作业
减少 15 分钟玩平板电脑的时间
给父母看的要求解释未交作业原因的便条
我的老师会帮助
提醒我早上交家庭作业
提醒我放学前检查课桌
签名
露西　曼普女士　大卫

学生姓名 _____

教师姓名 _____

目标 _____

我要

_____

_____

_____

如果我一整天都这样做了，我就会得到

_____

_____

_____

如果我没做到，后果是

_____

_____

_____

我的老师会帮我

_____

_____

_____

签名

_____ _____ _____ _____

视觉时间表

目标

提高在常规日程和任务间转换时的遵从性。减少与计划改变相关的问题行为。

如何做

通过列出当天要完成的任务 / 活动，提供可预测性和规律性。强化学生完成这些任务和在活动之间转换的独立性。

情境

可以为特定的时间段创建日常时间表。比如早上、放学后或睡前的日常时间表。在教室里，可以张贴一整天的作息时间表，或者分成上午和下午的时间表。

技巧

在时间表中加入学生喜欢的活动，与不喜欢的任务穿插进行，以保持学生的积极性。

说明

1. 剪下所有的部分，如果可能的话，可以塑封以延长使用期限。
2. 将图片放进日程时间表中，以便提醒学生要做什么。你可以制定一整天的日程安排，或者只是早上或睡前的某一段时间的日程安排。
3. 如果一项任务完成了，可以把图片从左边移到右边，或者如果所有的时间段都有活动，可以在活动完成时拿掉图片。

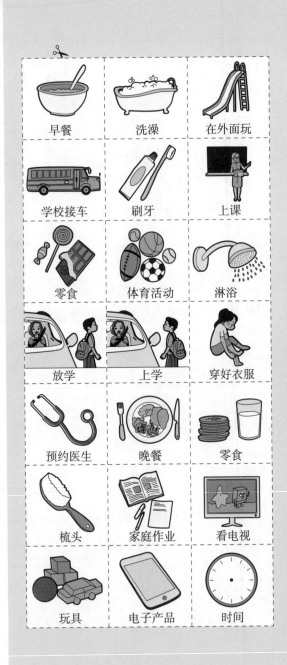

日常时间表

_____日常安排

任务分解

目标

通过将技能分解成一系列更小的步骤来教授一项新的、复杂的技能。

如何做

使用建立视觉支持来逐步指导，以增加完成这些日常活动的独立性。

情境

将任务分解放在它将被使用的情境中（例如，在浴室里"刷牙"）。指着每一步步骤，帮助学生理解。经过几次练习后，老师将停止指图片，学生自己使用这些图片作为指导。

说明

1. 复制这一页，剪下每一项任务，如果可能的话塑封起来，可以长期使用。
2. 将分解后的任务放在要使用该技能的区域。
3. 首先，在行为即将发生的时候指着每一步图片，引导学生完成该步骤。老师可能还需要提供其他类型的辅助（参见分解技能，第76页）。
4. 随着学生变得更加独立，在没有老师在场的情况下，他们将自己按照视觉图片的步骤进行。
5. 当学生掌握了这个技能后，移除任务分解图示。

洗手

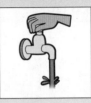

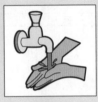

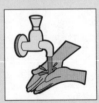

刷牙

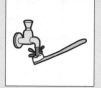 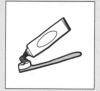 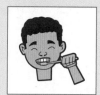 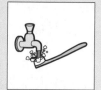

穿衣服

 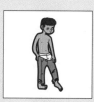 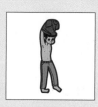 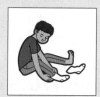

过马路

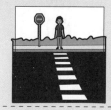 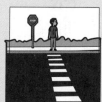 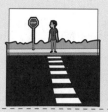 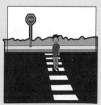

系扣子

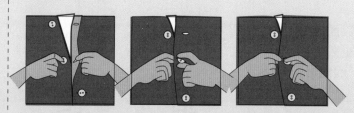

句带卡

目标

提高表达性沟通技能，以更好地表达个人需求。

如何做

主动使用

利用这些句带卡作为视觉提醒，帮助学生恰当地提出想法和要求（而不是表现出问题行为）。

用于管理问题行为

当学生因为想要东西而表现出问题行为时，出示其中一张卡片，只有学生心平气和地说出句子后，才给他们想要的东西。

情境

这些句带卡适用于能够说出 3 ~ 5 个单词的句子的学生。

对于目前正在提一个词要求的学生（例如，"彩泥"，尝试从"我要…"句带卡开始构建提三个词的要求。

说明

1. 复制此页
2. 把句带条剪开，如果可以的话塑封起来，这样可以用得更久。
3. 与"教授提要求"策略一起使用，见第 92 页

我想和 _____ 一起玩

我想 _____

我能玩 _____ 吗？

我能有 _____ 吗？

"先…后…" 视觉提示

目标

提高完成任务的遵从性和动机。

如何做

在下达指令时，用文字、图片或口语提示"先…后…"，以提醒学生他们将会得到什么。

情境

对那些对视觉提示比口语指令反应更好的学生使用这种视觉提示。你也可以把视觉提示和口头指令结合使用，指着视觉卡提示学生需要做什么。

说明

1. 选一个可能会激励学生的奖励。
2. 在"先…后…"的方框上写下或添加图片。"先"做的应该是学生应该完成的任务。"后…"框中是学生将获得的奖励。
3. 将这种视觉提示卡和口头指令一起使用，"先…（目标任务），后…（奖励）"（第44页）。

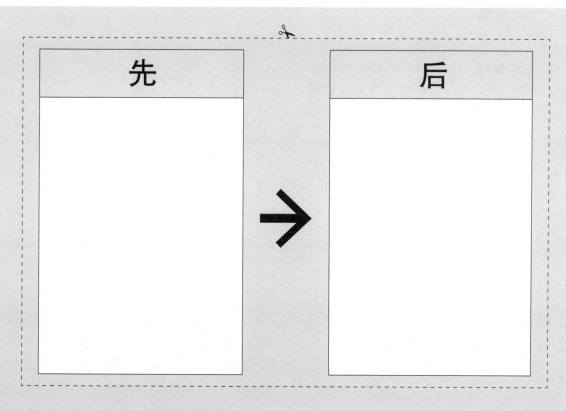

ABC
数据收集表

目标

通过寻找问题行为前后发生的线索来确定问题行为发生的原因。

如何做

当一个新的问题行为发生时，描述每次问题行为发生前后的情况，以便找到行为发生的原因。

情境

为当前发生的每个问题行为收集 ABC 数据。此外，任何时候出现新的问题行为，第一步都是收集 ABC 数据。

说明

1. 当问题行为发生时至少收集 4 次 ABC 数据（见如何收集 ABC 数据，第 16 页）。
2. 使用收集到的信息来确定该行为的可能功能是什么（请参见如何确定行为的功能，第 19 页）。

学生姓名＿＿＿＿＿＿＿＿＿
日期＿＿＿＿＿＿＿＿＿＿＿＿

时间	情境 & 在场的人

前因 在出现问题行为前发生了什么?	行为 描述这种问题行为	结果 在出现问题行为之后发生了什么?	功能

第八篇

常用的器材和资源

常用的器材

感官训练器材

- 咬咬胶
- 降噪耳机
- 变形豆袋
- 教室休息空间
- 弹力解压玩具
- 按摩棒
- 弹力带（放在椅子腿上）
- 液体地砖

矫正挑食的器材

- 多种食物选择

精细动作技能训练器材

- 钓鱼玩具
- 形状分类
- 农场串珠子
- 磁力拼图
- "我可以系好我的鞋带！"
- 数学堆放塔
- 指间解压玩具
- 钉板套装

社会技能训练器材

- 社交活动趣味卡
- 人物情绪趣味卡
- 讲社交技能故事的折叠卡

玩具 / 游戏

- 朋友和邻居：互相帮助游戏
- 帽子里的猫就能这么做的！游戏

- 恐龙逃跑游戏
- 社交技能：6 个棋盘游戏
- Thinkfun 滚来滚趣

行为管理训练器材

- 环形报警触点传感器
- 提醒器
- 尿床报警器
- 好了，醒来吧！闹钟和小夜灯
- 30 分钟和 5 分钟的沙漏

用于课堂的器材

- Stickerpop.com / Stickerpop！应用程序
- 计时器
- 可调座椅：可摇椅，法起凳，稳定球
- EZ 教室排队贴纸
- 课桌隐私挡板
- E.Z.C 阅读条

书籍

- Behaviorspeak: A Glossary of Terms in ABA By Bobby Newman
- Would you Teach a Fish to Climb a Tree? By: Anne Maxwell
- More than Words By Fern Sussman
- What Shamu Taught Me About Life, Love, and Marriage By Amy Sutherland
- The Verbal Behavior Approach By Mary Barbera
- How Are You Feeling Today? By Molly Potter
- Poke a Dot Book Series (10 Little Monkeys, Goodnight Animals,
- Old MacDonald's Farm, Who's in the Ocean?, etc) By Melissa & Doug

参考文献

American Psychiatric Association. (2013). Diagnostic and Statistical Manual of Mental Disorders (5th ed.). Washington, DC.

Baker, Jed (2008). No More Meltdowns – Positive Strategies for Managing and Preventing Out-of-Control Behavior. Arlington, TX: Future Horizons, Inc.

Boesch, M.C., Taber-Doughty, T., Wendt, O., Smalts, S.S. (2015). Using a behavioral approach to decrease self-injurious behavior in an adolescent with severe autism: a case study. Education and Treatment of Children, 38(3), 305-328.

Boutot, A., & Hume, K. (2012). Beyond time out and table time: Today's Applied Behavior Analysis for students with autism. Education and Training in Autism and Developmental Disabilities, 47, 23-38.

Bryce, C. I., & Jahromi, L. B. (2013). Brief report: compliance and noncompliance to parental control strategies in children with high-functioning autism and their typical peers. Journal of Autism and Developmental Disorders, 43(1), 236+.

Buron, Kari Dunn, & Curtis, Mitzi (2003). The Incredible 5-Point Scale. Shawnee Mission, KS: Autism Asperger Publishing Company.

Carr, E.G. & Durand, V.M. (1985). Reducing problem behaviors through functional communication training. Journal of Applied Behavior Analysis, 18(2), 111-126.

Conroy, M. A., Asmus, J. M., Boyd, B. A., Ladwig, C. N., & Sellers, J. A. (2007). Antecedent classroom factors and disruptive behaviors of children with autism spectrum disorders. Journal of Early Intervention, 30(1), 19-35.

Cooper, J.O., Heron, T.E., & Heward, W.L. (2007). Applied behavior analysis (2nd ed.). Upper Saddle River, NJ: Pearson Education, Inc.

Cooper, J.O., Heron, T.E., & Heward, W.L. (2019). Applied behavior analysis (3rd ed.). Upper Saddle River, NJ: Pearson Education, Inc.

De Bruin, C., Deppeler, J., Moore, D., & Diamond, N. (2013). Public School-Based Interventions for Adolescents and Young Adults With an Autism Spectrum Disorder: A Meta-Analysis. Review of Educational Research, 83(4), 521-550.

Durand, V.M. & Carr, E.G. (1991). Functional communication training to reduce challenging behavior: maintenance and application in new settings. Journal of Applied Behavior Analysis, 24(2), 251-264.

Durand, V.M. & Moskowitz, L. (2015). Functional communication training: thirty years of treating challenging behavior. Topics in Early Childhood Special Education, 35(20),116-126.

Eckenrode, L., Fennell, P., & Hearsey, K. (2004). Tasks Galore for the Real World. Raleigh, NC: Tasks Galore.

Eldevik S., Hastings R. P., Hughes J. C., Jahr E., Eikeseth S., Cross S. Meta-analysis of early intensive behavioral intervention for children with autism. Journal of Clinical Child & Adolescent Psychology. 2009

Falcomata, T.S., Muething, C.S., Gainey, S., Hoffman, K., Fragale, C. (2013). Further evaluations of functional communication training and chained schedules of reinforcement to treat multiple functions of challenging behavior. Behavior Modification, 37(6), 723-746.

Gerhardt, P.F., Weiss, M.J., Delmolino, L. (2004). Treatment of severe aggression in an adolescent with autism: non-contingent reinforcement and functional communication training. The Behavior Analyst Today, 4(4), 386-394.

Hart Barnett, J. (2018). Three Evidence-Based Strategies that Support Social Skills and Play Among Young Children with Autism Spectrum Disorders. Early Childhood Education Journal., 46(6), 665–672.

Harvey, Shane T et al. (2009). Updating a Meta-Analysis of Intervention Research with Challenging Behaviour: Treatment Validity and Standards of Practice. Journal of Intellectual & Developmental Disability, 34(1), 67–80.

Lovaas, I., Newsom, C., & Hickman, C. (1987). Self-stimulatory behavior and perceptual reinforcement. Journal of Applied Behavior Analysis, 20(1), 45–68. http://doi.org/10.1901/jaba.1987.20-45

Maag, John W. (2001). Powerful Struggles: Managing Resistance, Building Rapport. Longmont, CO: Sopris West Educational Services.

Mancil, G.R. & Boman, M. (2010). Functional communication training in the classroom: a guide for success. Preventing School Failure, 54(4), 238-246.

Martínez-Pedraza, F. de L., & Carter, A. S. (2009). Autism Spectrum Disorders in Young Children. Child and Adolescent Psychiatric Clinics of North America, 18(3), 645–663. http://doi.org/10.1016/j.chc.2009.02.002

Moes, D.R., Frea, W.D. (2002) Contextualized behavioral support in early intervention for children with autism and their families. J Autism Dev Disord, 32(6), 519-33.

Moyes, Rebecca A. (2002). Addressing the Challenging Behavior of Children with High-Functioning Autism/Asperger Syndrome in the Classroom. Philadelphis, PA: Jessica Kingsley Publishers.

Myles, Brenda Smith, & Southwick, Jack (2005). Asperger Syndrome and Difficult Moments: Practical Solutions for Tantrums, Rage, and Meltdowns. Shawnee Mission, KS: Autism Asperger Publishing Co.

Raulston, T., Hansen, S., Machalicek, W., McIntyre, L., & Carnett, A. (2019). Interventions for Repetitive Behavior in Young Children with Autism: A Survey of Behavioral Practices. Journal of Autism and Developmental Disorders., 49(8), 3047–3059.

Rao, Shaila M., Gagie, Brenda. (2006). Learning through Seeing and Doing: Visual Supports for Children with Autism. Teaching Exceptional Children, 38(6), 26-33.

Rispoli, M., Camargo, S., Machalicek, W., Lang, R., Sigafoos, J. (2014). Functional communication training in the treatment of problem behavior maintained by access to rituals. Journal of Applied Behavioral Analysis, 47, 580-593.

Stichter, J. P., Randolph, J. K., Kay, D., & Gage, N. (2009). The use of structural analysis to develop antecedent-based interventions for students with autism. Journal of Autism and Developmental Disorders, 39(6), 883-96.

Wacker, D.P., Schieltz, K.M., Berg, W.K, Harding, J.W., Dalmau, Y.C.P., Lee, J.F. (2017). The long-term effects of functional communication training conducted in young children's home settings. Education and Treatment of Children, 40(1), 43-56.

Wagner, Sheila (1998). Inclusive Programming For Elementary Students With Autism. Arlington, TX: Future Horizons, Inc.